国家卫生和计划生育委员会"十二五"规划教材
江西省高职高专护理类专业规划教材配套教材
供护理类专业用

健康评估

学·做·考

主　编　刘旭东　涂　映
副主编　熊红霞　叶锡勇　吴俊丽
编　者　（以姓氏笔画为序）
　　　　石卫红（江西省人民医院）
　　　　叶锡勇（江西医学高等专科学校）
　　　　刘旭东（南昌大学抚州医学院）
　　　　李秀丽（九江学院护理学院）
　　　　杨玉琴（江西医学高等专科学校）
　　　　吴俊丽（南昌大学抚州医学院）
　　　　官文芳（宜春职业技术学院）
　　　　聂爱蝉（宜春职业技术学院）
　　　　涂　映（江西卫生职业学院）
　　　　黄玉凤（新余学院）
　　　　谌　秘（南昌大学第四附属医院）
　　　　熊红霞（宜春职业技术学院）

人民卫生出版社

图书在版编目（CIP）数据

健康评估学做考/刘旭东,涂映主编.—北京:人民卫生出版社,2016

ISBN 978-7-117-23356-9

Ⅰ.①健…　Ⅱ.①刘…②涂…　Ⅲ.①健康-评估-高等职业教育-教材　Ⅳ.①R471

中国版本图书馆 CIP 数据核字(2016)第 232677 号

| 人卫智网 | www.ipmph.com | 医学教育、学术、考试、健康,购书智慧智能综合服务平台 |
| 人卫官网 | www.pmph.com | 人卫官方资讯发布平台 |

健康评估

学·做·考

主　　编：刘旭东　涂　映

出版发行：人民卫生出版社(中继线 010-59780011)

地　　址：北京市朝阳区潘家园南里 19 号

邮　　编：100021

E - mail：pmph @ pmph.com

购书热线：010-59787592　010-59787584　010-65264830

印　　刷：三河市博文印刷有限公司

经　　销：新华书店

开　　本：787×1092　1/16　　印张:11

字　　数：275 千字

版　　次：2016 年 10 月第 1 版　2016 年 10 月第 1 版第 1 次印刷

标准书号：ISBN 978-7-117-23356-9/R · 23357

定　　价：26.00 元

前　言

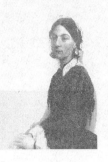

　　《健康评估　学·做·考》是国家卫生和计划生育委员会"十二五"规划教材《健康评估》的配套教材,编写强调基本技能的培养,注重教材的思想性、科学性、先进性、启发性、适用性,为培养高素质的护理专业人才服务。

　　本教材共分十一章,内容为绪论、健康史的采集、常见症状评估、身体评估、心理与社会评估、实验室检查、心电图检查、影像学检查、护理诊断、护理病历书写及模拟试卷。每一章节包括学习精要、必会技能、护考训练,涵盖本章节考点、重点与难点解析等内容,并附有护考训练选择题参考答案、模拟试卷参考答案。通过学、做、考,以期巩固课堂学习内容,提高学习效果,达到学习目标,提高学生监测和判断病情变化的能力,为进一步学习临床护理专业课程奠定良好的基础。

　　本教材与行业培养标准及执业资格考试衔接,内容取舍与护理评估工作岗位要求和护士执业资格考试大纲要求接轨,贴近护理评估工作实际,体现高职高专层次护理技能培养特色,注重理论与实践结合,边学边练,便于学生学习。

　　本书主要供高职高专护理、助产等专业使用,同时也可供本科护理学专业及临床护理工作者参考。

　　本教材在编写过程中得到了南昌大学抚州医学院、江西卫生职业学院、江西医学高等专科学校、宜春职业技术学院、九江学院、新余学院、江西省人民医院、南昌大学第四附属医院的大力支持和帮助,在此一并致谢。同时感谢各位编者的辛勤劳动与精诚协作。

　　由于编写时间紧迫,编者水平有限,书中难免有不妥之处,敬请专家同仁、广大师生和读者提出宝贵意见,以便下一次修订时完善。

刘旭东　涂　映

2016 年 9 月

目　录

第一章 绪 论

一、本 章 考 点

1. 健康评估的概念
2. 健康评估的内容
3. 健康评估的学习方法和要求
4. 了解健康评估岗位分析与教学内容

二、重点与难点解析

1. 健康评估(health assessment) 是收集与研究护理对象的主观和客观资料,以确定其护理需求的基本理论、基本技能和临床护理思维方法的学科,是护理专业学生在学完基础医学课程之后,过渡到学习临床护理各学科而设立的一门桥梁课。

2. 健康评估的内容 包括健康史的采集、常见症状评估、身体评估、心理及社会评估、实验室检查、心电图、影像检查、护理诊断、护理病历书写。

(1)健康史的采集:健康史的采集是护理人员通过与被评估者或知情者的交谈获取与健康相关资料的评估方法。

(2)常见症状评估:症状是指患者主观感受到的不适或痛苦异常感觉或某些客观病态改变,如发热、疼痛、咳嗽等主观资料,是健康史的重要组成部分。

(3)身体评估:身体评估是指评估者通过自己的感官或借助听诊器、血压计、体温计等辅助工具,按照视诊、触诊、叩诊、听诊、嗅诊等方法对评估对象进行细致地观察与系统地检查,以获取护理对象的客观资料。

(4)心理、社会评估:从自我概念、认知水平、情感和情绪、个性、压力与应对、角色与角色适应、文化以及家庭和环境等方面对评估对象进行全面评估,以正确地获得患者的心理及社会资料,为护理诊断提供依据。

(5)实验室检查:实验室检查是应用各种检测方法对护理对象的血液、体液、分泌物和排泄物等进行检测,以获取反映机体功能状态、病理变化和病因等资料,以协助护士观察、判断病情变化,做出护理诊断。护士应熟悉常用实验室检查的目的、标本采集要求及结果的临床意义。

(6)心电图:是诊断心血管疾病的重要手段,也是监测危重患者、观察和判断病情变化的常用手段。

（7）影像检查：包括 X 线检查、计算机体层摄影检查、超声检查、核医学检查等，也是健康评估客观资料之一。

（8）护理诊断：护理诊断是将收集的健康史资料、身体评估及其他评估的结果经过分析、归纳、推理形成，为正确地护理病人提供依据。

（9）护理病历书写：护理病历是护理人员对护理对象解决健康问题的方法、提供护理服务全过程的记录，是对病人提供护理的重要依据。

3. 健康评估的学习方法和应达到要求

（1）方法

①课堂理论学习＋实训室的实训。

②在医院临床实践中应用。

（2）应达到要求

①学习过程中始终贯穿整体护理的理念，以病人为中心，关心、爱护和体贴病人，建立良好的护患关系。

②掌握健康评估的基本理论、基本技能和临床思维方法。

③能独立通过交谈收集健康史资料，并能熟练掌握主诉、症状、体征之间的内在联系和临床意义。

④能规范、全面、有重点的进行身体评估，并理解身体评估阳性结果的意义。

⑤掌握实验室检查的标本采集要求、熟悉检验结果的正常值及其临床意义。

⑥会正确描记心电图，能初步识别正常心电图及常见异常心电图（尤其是危及患者生命的心电图）。

⑦熟悉影像学检查前的病人准备及护理、检查结果的临床意义。

⑧能根据所收集的资料进行综合、分析、归纳，提出初步的护理诊断，写出符合要求的护理病历。

【必会技能】

1. 明确健康评估的概念。

2. 熟知健康评估技能形成过程

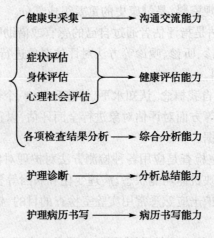

【护考训练】

一、名词解释

1. 健康评估　2. 身体评估

二、填空题

1. 整体护理程序是：_____、_____、_____、_____和_____。

2. 健康评估的内容：包括_____、_____、_____、_____、_____、_____、_____、_____、_____。

三、选择题

1. 下列哪项不是健康评估的内容
　　A. 健康史采集　　　　　　　B. 常见症状评估
　　C. 身体评估　　　　　　　　D. 个体评估
　　E. 心理、社会评估

2. 护理评估的最终目的是
　　A. 全面采集病人的资料　　　B. 纠正医生不妥的诊断
　　C. 解决病人的健康问题　　　D. 取得病人的信任
　　E. 结合病史做出医疗诊断

四、问答题

学习健康评估应达到什么要求？

（涂　映）

第二章 健康史的采集

【学习精要】

一、本章考点

1. 问诊的内容
2. 主诉的定义和书写格式
3. 现病史的内容
4. 既往史的内容

二、重点与难点解析

1. 问诊时应注意选择合适的交谈方式,避免重复提问或诱问,避免使用医学术语。

2. 主诉 为评估对象在本次发病中感受到的最主要、最明显的症状或体征,也是本次就诊最主要的原因。主诉使用症状或体征加时间方式记录。

3. 现病史 是健康史的主体部分,为围绕主诉详细描述评估对象自患病以来健康问题发生、发展、演变和诊治、护理的全过程。现病史包括起病情况、主要症状特点、病情发展与演变、伴随症状以及诊断、治疗和护理经过。

4. 既往史 是关于评估对象过去健康状况的资料。包括一般评价、既往病史、过敏史、预防接种史。

【必会技能】

一、问诊的方法及技巧

1. 问诊前的过渡性交谈
2. 一般由主诉开始
3. 注意时间顺序
4. 态度诚恳
5. 避免重复提问
6. 及时核实有疑问的情况
7. 根据情况采取封闭式和开放式提问
8. 结束语
9. 分析与综合

二、健康史采集操作流程

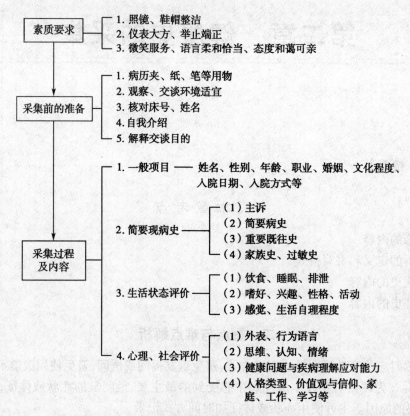

素质要求
1. 照镜、鞋帽整洁
2. 仪表大方、举止端正
3. 微笑服务、语言柔和恰当、态度和蔼可亲

采集前的准备
1. 病历夹、纸、笔等用物
2. 观察、交谈环境适宜
3. 核对床号、姓名
4. 自我介绍
5. 解释交谈目的

采集过程及内容
1. 一般项目——姓名、性别、年龄、职业、婚姻、文化程度、入院日期、入院方式等
2. 简要现病史
  (1) 主诉
  (2) 简要病史
  (3) 重要既往史
  (4) 家族史、过敏史
3. 生活状态评价
  (1) 饮食、睡眠、排泄
  (2) 嗜好、兴趣、性格、活动
  (3) 感觉、生活自理程度
4. 心理、社会评价
  (1) 外表、行为语言
  (2) 思维、认知、情绪
  (3) 健康问题与疾病理解应对能力
  (4) 人格类型、价值观与信仰、家庭、工作、学习等

三、病史问诊评分表

病史问诊评分表

护生姓名：　　　　　　班级：　　　　　　学号：

项目	具体内容	标准分	实得分
一般资料	姓名、性别、年龄、籍贯、出生地、民族、婚姻、通讯地址、工作单位、职业	5	
现病史	起病情况	5	
	主要症状特点	15	
	病情发展、演变	10	
	伴随症状	10	
	诊断、治疗和护理经过	10	
既往史	传染病、外伤、过敏史及与现病史有关疾病	5	
系统回顾	功能性健康型态及身体、心理、社会系统回顾	10	
成长发展史	生长发育史	5	
	月经史/婚姻史/生育史：初潮年龄、经期、性周期、末次月经或绝经年龄；婚、育、产情况	5	

续表

项目	具体内容	标准分	实得分
家族史	父母、兄弟、姐妹、子女的健康与疾病	5	
检查报告	对体格检查报告、特殊检查报告的询问	5	
总体评价	问诊次序,时间把握	5	
	人文关怀,交流沟通	5	
考核结论	通过□	总得分	
	基本合格□		
	不合格□		

考核教师:

考核日期:

【护考训练】

一、名词解释

1. 问诊 2. 主诉 3. 现病史 4. 身体评估 5. 视诊 6. 触诊 7. 浅部触诊法 8. 深部触诊法 9. 双手触诊法 10. 深压触诊法 11. 冲击触诊法

二、填空题

1. 问诊的内容一般应包括:_____、_____、_____、_____、_____、_____。

2. 主诉应注明自_____到_____的时间。

3. 主诉为患者感受最主要的_____或最明显的_____或_____。

4. 现病史是病史中的_____部分,它记述患者患病后的全过程,即_____、_____、_____。

5. 现病史中主要症状的特点,包括主要症状出现的_____、_____、_____。

三、选择题

A 型题

1. 下列对"主诉"的描述,准确的是

    A. 患风心病 3 年,加重 1 周

    B. 活动后心慌气促 3 年余,加重 2 周

    C. 咳嗽、咳痰并有时呕吐

    D. 患高血压 20 年,心绞痛加重 3 周

    E. 头晕、头痛、咳嗽、咳痰、胸憋、气急、左心前区痛伴大汗约 40 天,加重并腹痛和双下肢肿 3 天

2. 下列哪项不属家族史询问范围

    A. 父母双亲患病情况   B. 兄弟姐妹患病情况   C. 爱人患病情况

    D. 外祖父、舅父患病情况   E. 姨表兄弟患病情况

3. 采集病史过程中,下列哪项提问不妥

    A. 你病了多长时间了   B. 你感到哪儿不舒服

  C. 你的粪便发黑吗   D. 你一般在什么时候发热

  E. 你呕吐物是什么颜色

4. 向发热的患者询问,正确的是

  A. 发热前有寒战吗   B. 你除了发热还有哪里不舒服

  C. 你体温上升都在下午吗   D. 你发热时有无头痛

  E. 你发热时有无谵妄

5. 问诊时应避免下列哪项

  A. 先进行过渡性交流   B. 先由简易问题开始

  C. 医生的态度要诚恳友善   D. 使用特定意义的医学术语

  E. 一般由主诉开始

6. 下列哪项内容不是一般项目

  A. 姓名、性别   B. 年龄、籍贯   C. 出生地、住址

  D. 习惯、嗜好   E. 民族、婚姻

7. 收集主观资料的方法是

  A. 交谈   B. 观察   C. 触诊

  D. 听诊   E. 查阅

8. 护士采集客观资料的主要方法

  A. 交谈   B. 检查身体状况   C. 实验检查

  D. 心电图检查   E. 影像学检查

9. 健康史采集错误的是

  A. 最好患者自己叙述病史

  B. 先问感觉最明显最易回答的问题

  C. 避免套问和提示性诱问

  D. 语言要通俗易懂

  E. 其他单位病情介绍作为护理诊断的依据

10. 下列各项属于主观资料的是

  A. 肝脏肿大   B. 肝功能异常   C. 蜘蛛痣

  D. 恶心   E. 以上都不是

11. 健康史采集过程中,有关腹痛的正确提问语言是

  A. 您腹痛是在右上腹吗   B. 您腹痛时右肩也痛吗

  C. 您是什么时候感到腹痛的   D. 您腹痛是一阵一阵加重的吗

  E. 您每次腹痛前都有进食油腻食物情况吗

12. 健康史采集过程中,不正确的提问语言是

  A. 您这次发病感到最痛苦的不适是什么

  B. 您近来食欲如何

  C. 您的牙齿能咬开坚硬的果壳吗

  D. 您活动后感到心悸吗

  E. 您有没有药物过敏情况

13. 患者,男,46 岁,因消化性溃疡住院治疗,下列主诉书写中,最为规范的是

  A. 腹痛伴食欲不振,乏力 2 天

B. 节律性上腹部疼痛,伴反酸 3 个月

  C. 上腹痛伴低热 2 天

  D. 有下腹疼痛伴呕吐 3 次

  E. 黑粪 2 天

14. 会谈时,评估者最先向被评估者

  A. 做自我介绍　　　　　B. 开放性提问　　　　　C. 承诺

  D. 表示同情　　　　　　E. 身体评估

B 型题

  A. 主诉

  B. 现病史

  C. 既往史

  D. 个人史

  E. 家族史

15. 本次发病中感受到的最主要、最明显的症状或体征,也是本次就诊最主要的原因

16. 病史的主体部分,应记录疾病发生发展变化的全过程,是指

17. 患者有过对青霉素过敏,应记录于

18. 患者有长期的烟酒嗜好,应记录于

19. 如系小儿患者,询问的出生喂养情况应记录于

  A. 咳嗽、咳痰、咯血、胸痛

  B. 腹痛、腹泻、恶心、呕吐

  C. 头晕、眼花

  D. 肌肉麻木、疼痛、关节肿痛

  E. 心悸、气促、浮肿

20. 贫血常见的症状是

21. 呼吸系统常见症状是

22. 消化系统常见症状是

23. 骨骼肌肉系统常见症状是

  A. 浅部触诊法

  B. 深压触诊法

  C. 冲击触诊法

  D. 双手触诊法

  E. 深部滑行触诊法

24. 肝、脾、肾触诊使用

25. 胆囊压痛点检查使用

X 型题

26. 下列内容,经问诊后记录在既往史中的是

  A. 药物过敏史　　　　　B. 吸毒史　　　　　C. 吸烟、酗酒史

  D. 手术史　　　　　　　E. 预防接种史

27. 下列主诉中,符合要求的是
    A. 活动后心悸气促 3 年余
    B. 上腹部反复性疼痛 4 年,1 小时前大量呕血
    C. 风湿性心脏病 5 年,加重半年
    D. 发热咳嗽两天,胸痛 1 天
    E. 腹痛、脓血便、里急后重伴休克 3 天

28. 采集健康史的注意事项有
    A. 应尽量询问患者本人　　　　　B. 提问语言要通俗易懂
    C. 坦诚接受患者提供的全部信息　D. 回避患者不愿提及的问题
    E. 对难以相处的对象要进行批评教育

29. 正确的会谈语言是
    A. 您感到哪里不舒服　　　　　　B. 您右上腹痛放射到右肩部吗
    C. 您什么时候感到发热的　　　　D. 您大便是黑的吗
    E. 您心前区痛是在活动时发生的吗

30. 与老年人交谈时,正确的做法是
    A. 帮助其采取舒适的体位　　　　B. 减慢语速
    C. 提高音量　　　　　　　　　　D. 缩短交谈距离
    E. 情绪激动时给予抚慰

31. 下列有关主诉的描述中,正确的是
    A. 发热、咳嗽 3 天
    B. 发现右颈部肿块 1 个月余
    C. 上腹部闷胀、隐痛伴反酸、嗳气 3 年
    D. 反复腹痛 4 年,黑粪 2 次
    E. 劳累伴呼吸困难 3 年,加重 5 天

四、问答题

1. 问诊的内容有哪些?

2. 试述问诊的基本方法和注意事项。

3. 患者女性,31 岁,因上腹痛二周来诊。体格检查:体温:36.8℃,脉搏:70 次/分,呼吸:16 次/分,血压:120/75mmHg。问题:如何问诊?

4. 患者女性,42 岁,骑车跌倒在马路边,被送到急诊室。体格检查:体温:36.6℃,脉搏:92 次/分,呼吸:20 次/分,血压:100/80mmHg。肛诊正常,指套无血。问题:如何问诊?

5. 患者女性,35 岁,突发右下腹痛 6 小时,体格检查:体温 37.3℃,呼吸 24 次/分,脉搏 88 次/分,血压 100/60mmHg。问题:如何重点问诊?

6. 患者男性,3 个月前开始出现上腹部隐痛不适,进食后明显,伴饱胀感,食欲逐渐下降,无明显恶心、呕吐及呕血,当地医院按"慢性胃炎"治疗,稍好转。近半月自觉乏力,体重较 3 个月前下降 4 公斤。近一周大便色黑,来门诊就诊,化验大便潜血(+),血红蛋白 96g/L。问题:
    (1)该患者的主诉是什么?
    (2)该病例包含了问诊的哪些内容?

(刘旭东)

第三章　常见症状评估

第一节　常见症状评估一

【学习精要】

一、本节考点

1. 发热的概念、病因、临床特点、热型及临床意义；护理评估要点。

2. 水肿的概念、病因，发生机制及临床表现，肾源性水肿与心源性水肿的鉴别；护理评估要点。

3. 咳嗽与咳痰的病因、临床表现；护理评估要点。

4. 呼吸困难的病因、发生机制、临床表现；护理评估要点（呼吸困难程度与日常生活自理能力的关系）。

5. 咯血的概念，病因、发生机制、临床特点（出血量的判断、并发症）；护理评估要点（咯血与呕血的鉴别）。

6. 发绀的概念、病因、发生机制、临床特点；护理评估要点。

7. 心悸的概念、病因、临床表现；护理评估要点。

8. 恶心与呕吐病因、临床特点；护理评估要点。

二、重点与难点解析

1. 发热是各种原因使体温升高超过正常范围。感染性发热最常见。应掌握发热的临床过程、常见热型的特点及临床意义；熟悉发热护理评估要点。能根据评估的结果确定患者存在的护理问题。

2. 水肿是指液体在组织间隙过多积聚而出现肿胀。应熟悉肾源性水肿与心源性水肿的鉴别，能说出其临床意义；掌握护理评估要点。能根据评估的结果确定患者存在的护理问题。

3. 咳嗽与咳痰是机体的一种保护性反射动作，根据其临床特点应掌握护理评估要点，包括咳嗽出现的时间、性质、规律、音色，痰的性状、量、颜色、气味；咳嗽、咳痰与睡眠及体位变化的关系。能根据评估的结果确定患者存在的护理问题。

4. 呼吸困难是指病人主观上感到空气不足、呼吸费力，应熟悉呼吸困难程度与日常生活自理能力的关系，知道肺源性呼吸困难与心源性呼吸困难的鉴别；了解呼吸困难发生的基础病因和直接诱因、伴随症状及身心反应。能根据评估的结果确定患者存在的护理问题。

5. 咯血是指喉及喉部以下呼吸器官的出血经口腔咯出,需要与口腔、鼻咽部出血及上消化道出血所引起的呕血进行鉴别。应熟悉咯血的临床特点,能对出血量进行评估,能说出其临床意义;掌握咯血的护理评估要点,包括:确定是否为咯血、病因与诱因、咯血的身心反应等。能根据评估的结果确定患者存在的护理问题。

6. 发绀是指血液中还原血红蛋白增多,使皮肤、黏膜呈现青紫色的现象。根据病因和发生机制可分为血液中还原血红蛋白的绝对量增加(中心性发绀、周围性发绀、混合性发绀)、血液中存在异常血红蛋白衍化物(高铁血红蛋白血症、硫化血红蛋白血症)。应熟悉护理评估要点包括病因、伴随症状,身心反应。能根据评估的结果确定患者存在的护理问题。

7. 心悸是一种自觉心脏跳动的不适感或心慌感。心悸时,心率和心律异常,也可出现于心率和心律正常者。应熟悉评估要点包括病因与诱因、发作的特点、伴随症状、身心反应等。能根据评估的结果确定患者存在的护理问题。

8. 恶心与呕吐,恶心是一种特殊的主观感觉,表现为胃部不适和胀满感,呕吐是一种胃的反射性强力收缩,迫使胃内容物经食管逆流至口腔急速排出体外。应掌握恶心与呕吐的特点(呕吐物性状、量、色、气味),熟悉护理评估要点(病因和诱因、伴随症状及身心反应)。能根据评估的结果确定患者存在的护理问题。

【必会技能】

一、常见症状评估的方法及技巧

1. 评估前做好充分的准备,确定评估对象。
2. 称呼病人,做自我介绍,说明评估的意义和所需的时间。
3. 态度诚恳、语言通俗易懂,并注意保护患者隐私。
4. 初学者可以先列出护理评估的要点,并先从主诉开始,通过主诉确定其主要症状是什么。
5. 围绕评估的目的,边观察,边交谈。
6. 避免重复提问,及时核实有疑问的情况。
7. 根据情况采取封闭式和开放式提问。
8. 分析与综合,确定病人现存或潜在的健康问题即护理诊断。
9. 结束语,并根据评估结果,提醒被评估者需要注意的事项。
10. 注意资料收集的动态性、连续性、全程性。

二、常见症状评估的操作流程

（一）综合技能

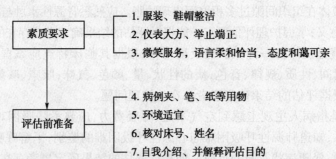

素质要求 —— 1. 服装、鞋帽整洁
2. 仪表大方、举止端正
3. 微笑服务,语言柔和恰当,态度和蔼可亲

评估前准备 —— 4. 病例夹、笔、纸等用物
5. 环境适宜
6. 核对床号、姓名
7. 自我介绍、并解释评估目的

（二）各症状的评估内容

1. 发热的评估操作流程

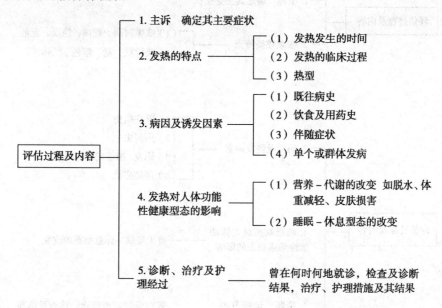

评估过程及内容

1. 主诉　确定其主要症状

2. 发热的特点
- （1）发热发生的时间
- （2）发热的临床过程
- （3）热型

3. 病因及诱发因素
- （1）既往病史
- （2）饮食及用药史
- （3）伴随症状
- （4）单个或群体发病

4. 发热对人体功能性健康型态的影响
- （1）营养－代谢的改变　如脱水、体重减轻、皮肤损害
- （2）睡眠－休息型态的改变

5. 诊断、治疗及护理经过
　曾在何时何地就诊，检查及诊断结果，治疗、护理措施及其结果

2. 水肿的评估操作流程

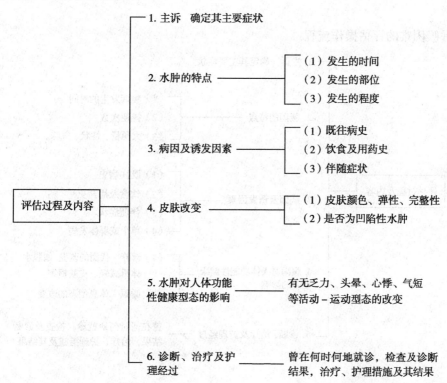

评估过程及内容

1. 主诉　确定其主要症状

2. 水肿的特点
- （1）发生的时间
- （2）发生的部位
- （3）发生的程度

3. 病因及诱发因素
- （1）既往病史
- （2）饮食及用药史
- （3）伴随症状

4. 皮肤改变
- （1）皮肤颜色、弹性、完整性
- （2）是否为凹陷性水肿

5. 水肿对人体功能性健康型态的影响
　有无乏力、头晕、心悸、气短等活动－运动型态的改变

6. 诊断、治疗及护理经过
　曾在何时何地就诊，检查及诊断结果，治疗、护理措施及其结果

3. 咳嗽与咳痰的评估操作流程

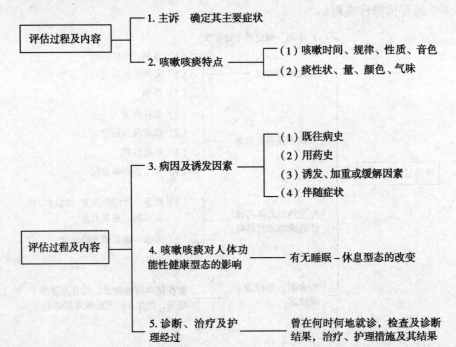

评估过程及内容
- 1. 主诉　确定其主要症状
- 2. 咳嗽咳痰特点
  - (1) 咳嗽时间、规律、性质、音色
  - (2) 痰性状、量、颜色、气味

评估过程及内容
- 3. 病因及诱发因素
  - (1) 既往病史
  - (2) 用药史
  - (3) 诱发、加重或缓解因素
  - (4) 伴随症状
- 4. 咳嗽咳痰对人体功能性健康型态的影响 —— 有无睡眠－休息型态的改变
- 5. 诊断、治疗及护理经过 —— 曾在何时何地就诊，检查及诊断结果，治疗、护理措施及其结果

4. 呼吸困难的评估操作流程

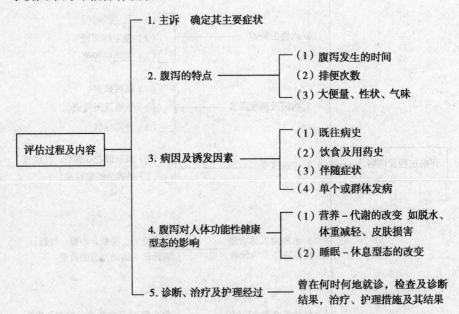

评估过程及内容
- 1. 主诉　确定其主要症状
- 2. 腹泻的特点
  - (1) 腹泻发生的时间
  - (2) 排便次数
  - (3) 大便量、性状、气味
- 3. 病因及诱发因素
  - (1) 既往病史
  - (2) 饮食及用药史
  - (3) 伴随症状
  - (4) 单个或群体发病
- 4. 腹泻对人体功能性健康型态的影响
  - (1) 营养－代谢的改变　如脱水、体重减轻、皮肤损害
  - (2) 睡眠－休息型态的改变
- 5. 诊断、治疗及护理经过 —— 曾在何时何地就诊，检查及诊断结果，治疗、护理措施及其结果

5. 咯血的评估操作流程

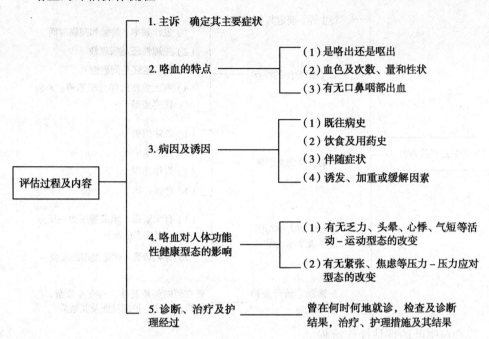

评估过程及内容
- 1. 主诉 确定其主要症状
- 2. 咯血的特点
  - （1）是咯出还是呕出
  - （2）血色及次数、量和性状
  - （3）有无口鼻咽部出血
- 3. 病因及诱因
  - （1）既往病史
  - （2）饮食及用药史
  - （3）伴随症状
  - （4）诱发、加重或缓解因素
- 4. 咯血对人体功能性健康型态的影响
  - （1）有无乏力、头晕、心悸、气短等活动－运动型态的改变
  - （2）有无紧张、焦虑等压力－压力应对型态的改变
- 5. 诊断、治疗及护理经过 ———— 曾在何时何地就诊，检查及诊断结果，治疗、护理措施及其结果

6. 发绀的评估操作流程

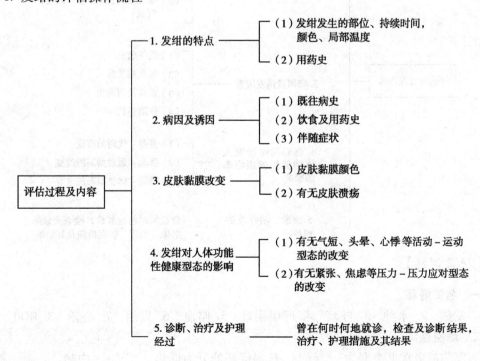

评估过程及内容
- 1. 发绀的特点
  - （1）发绀发生的部位、持续时间，颜色、局部温度
  - （2）用药史
- 2. 病因及诱因
  - （1）既往病史
  - （2）饮食及用药史
  - （3）伴随症状
- 3. 皮肤黏膜改变
  - （1）皮肤黏膜颜色
  - （2）有无皮肤溃疡
- 4. 发绀对人体功能性健康型态的影响
  - （1）有无气短、头晕、心悸等活动－运动型态的改变
  - （2）有无紧张、焦虑等压力－压力应对型态的改变
- 5. 诊断、治疗及护理经过 ———— 曾在何时何地就诊，检查及诊断结果，治疗、护理措施及其结果

7. 心悸的评估操作流程

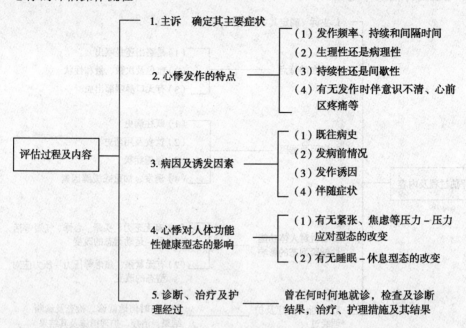

8. 恶心与呕吐的评估操作流程

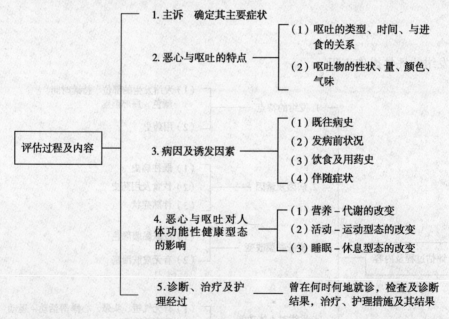

【护考训练】

一、名词解释

1. 发热　2. 水肿　3. 咳痰　4. 呼吸困难　5. 咯血　6. 发绀　7. 心悸　8. 呕吐

二、填空题

1. 发热的最常见类型为_____,按温度高低分为低热_____、中热_____高热_____、超高热_____。

2. 全身性水肿分为_____、_____、_____、_____、_____。

3. 呼吸困难的相关护理诊断有 _____ 、_____ 、_____ 。

4. 咯血的相关护理诊断有 _____ 、_____ 、_____ 。

5. 发绀按发生机制可分为 _____ 、_____ 。

6. 肺源性呼吸困难,有三种类型 _____ 、_____ 、_____ 。

7. 心悸伴晕厥或抽搐见于 _____ 、_____ 、_____ 。

8. 心悸伴心前区疼痛见于 _____ 、_____ 、_____ 。

三、选择题

A 型题

1. 咯粉红色泡沫样痰常见于
   A. 急性左心衰　　　　　　B. 肺结核　　　　　　C. 支气管扩张症
   D. 肺不张　　　　　　　　E. 肺脓肿

2. 大咯血提示出血量每天至少在多少毫升以上
   A. 5ml　　　　　　　　　B. 50ml　　　　　　　C. 150ml
   D. 250ml　　　　　　　　E. 500ml

3. 呼吸困难出现"三凹征"可能为
   A. 气管异物　　　　　　　B. 支气管哮喘　　　　C. 大量胸腔积液
   D. 阻塞性肺气肿　　　　　E. 肺结核

4. 患者刘先生,发热五天,体温在39℃以上,每日波动在1℃以内,该热型为
   A. 稽留热　　　　　　　　B. 间歇热　　　　　　C. 弛张热
   D. 波状热　　　　　　　　E. 不规则发热

5. 败血症的常见热型为
   A. 稽留热　　　　　　　　B. 间歇热　　　　　　C. 弛张热
   D. 波状热　　　　　　　　E. 不规则发热

6. 最常见发热为
   A. 风湿性疾病　　　　　　　　B. 感染性发热
   C. 皮肤散热障碍　　　　　　　D. 自主神经功能紊乱
   E. 体温调节中枢功能失调

7. 正常人腋温为
   A. 36 ~ 37℃　　　　　　B. 36.3 ~ 37.3℃　　　C. 36.3 ~ 37.5℃
   D. 36 ~ 37.3℃　　　　　E. 36.5 ~ 37.5℃

8. 心力衰竭引起的发绀是
   A. 中心性发绀　　　　　　B. 周围性发绀　　　　C. 肺源性发绀
   D. 混合性发绀　　　　　　E. 以上都不是

9. 发绀伴杵状指见于
   A. 先天性心脏病　　　　　B. 气胸　　　　　　　C. 心肌梗死
   D. 休克　　　　　　　　　E. 急性中毒

10. 中毒性呼吸困难可出现于
    A. 重度贫血　　　　　　　B. 癔症　　　　　　　C、脑外伤
    D. 肺梗死　　　　　　　　E. 尿毒症

11. 呼吸困难伴发热最常见于

A. 肺炎	B. 脑出血	C. 尿毒症
D. 急性中毒	E. 肿瘤	

12. 声音嘶哑的咳嗽常见于
A. 肿瘤压迫喉返神经	B. 支气管哮喘	C. 胸膜炎
D. 声带麻痹	E. 肺炎	

13. 反射性呕吐可见于
A. 脑出血	B. 幽门梗阻	C. 脑栓塞
D. 癫痫	E. 妊娠	

14. 中枢性呕吐可见于
A. 急性阑尾炎	B. 消化性溃疡	C. 脑炎
D. 急性盆腔炎	E. 急性心肌梗死	

15. 喷射性呕吐可见于
A. 消化性溃疡	B. 急性阑尾炎	C. 颅内高压症
D. 急性肝炎	E. 胆囊炎	

16. 呕吐伴腹痛、腹泻者多见于
A. 急性胃肠炎	B. 尿毒症	C. 急性盆腔炎
D. 急性心肌梗死	E. 脑栓塞	

17. 肾源性水肿常先出现在
A. 身体下垂部位	B. 眼睑	C. 全身
D. 踝部	E. 腹腔	

18. 心源性水肿常先出现在
A. 身体下垂部位	B. 眼睑	C. 全身
D. 腹腔	E. 胸腔	

19. 水肿伴肝肿大见于
A. 左心衰竭	B. 急性阑尾炎	C. 颅内高压症
D. 右心衰竭	E. 尿毒症	

20. 心悸伴心前区疼痛见于
A. 冠心病	B. 贫血	C. 甲状腺功能亢进症
D. 高热	E. 低血糖	

X 型题

21. 稽留热可见于
A. 伤寒	B. 大叶性肺炎	C. 败血症
D. 脓毒血症	E. 风湿热	

22. 心源性水肿特点
A. 首先发生在身体下垂部位	B. 伴颈静脉怒张
C. 肝肿大	D. 水肿为凹陷性
E. 首先发生在眼睑、面部	

23. 下列属于全身性水肿的是
A. 肾源性水肿	B. 心源性水肿	C. 肝源性水肿
D. 营养不良性水肿	E. 黏液性水肿	

24. 湿性咳嗽常见于
    A. 支气管扩张   B. 肺结核   C. 急性咽喉炎
    D. 慢性支气管炎   E. 呼吸道异物

25. 长期慢性咳嗽见于
    A. 慢性支气管炎   B. 支气管扩张症   C. 肺脓肿
    D. 肺结核   E. 急性咽喉炎

26. 下列属于心源性呼吸困难的特点是
    A. 劳力性呼吸困难   B. 端坐呼吸
    C. 吸气性呼吸困难   D. 夜间阵发性呼吸困难
    E. 呼气性呼吸困难

27. 咯血常见病因是
    A. 支气管扩张症   B. 肺结核   C. 肺癌
    D. 慢性咽喉炎   E. 呼吸道异物

28. 反射性呕吐见于
    A. 慢性胃肠炎   B. 消化性溃疡   C. 幽门梗阻
    D. 急性阑尾炎   E. 颅内血肿

29. 中枢性呕吐见于
    A. 癫痫   B. 妊娠   C. 高血压脑病
    D. 偏头痛   E. 肝硬化

30. 下列属于大量咯血并发症的是
    A. 颅内血肿   B. 肺不张   C. 肺不张
    D. 失血性休克   E. 窒息

四、问答题

1. 简述发热的临床过程、常见热型的特点及临床意义。

2. 简述发绀发生机制，临床特点。

3. 肾源性水肿与心源性水肿的鉴别。

4. 肺源性呼吸困难与心源性呼吸困难的特点。

5. 小刘,女,19 岁,因呼吸困难,不能平卧 30 小时,急诊住院。病人于昨天感鼻咽部发痒,流清涕,打喷嚏,随即胸闷,咳嗽咯白色黏液痰,呼吸困难不能平卧。曾自服氨茶碱片不见好转,今上午症状加重,呼气费力,经当地卫生所打针服药(药名不详),仍无缓解,连夜急诊来院。既往有过类似发作史。查体:体温 37.6℃,脉搏 124 次/分,呼吸 32 次/分,血压 100/60mmHg。急性危重病容,端坐体位,表情痛苦,口唇发绀,颈静脉怒张,胸廓较膨满,双侧语颤减弱,叩诊过清音,双肺满布哮鸣音,湿罗音少许。心律齐,肝脾未触及。

问题:

(1)该患者最可能属于哪型呼吸困难?

(2)试述该患者的护理评估要点?

(3)请列出该患者的主要护理诊断?

(黄玉凤)

第二节　常见症状评估二

【学习精要】

一、本节考点

1. 呕血和黑便的概念,常见三大病因,临床表现(呕血及黑粪的特点,失血表现),护理评估要点(出血量的判断、出血是否停止的判断)。

2. 便血的概念、便血的性状及其临床意义。

3. 便秘的概念、病因及分类、护理评估要点(便秘的伴随症状及其意义)。

4. 腹泻的概念,腹泻的发生机制及病理改变、分类,临床特点、护理评估要点。

5. 腹痛的发生机制,临床表现、护理评估要点。

6. 黄疸的概念、发生机制、临床特点、护理评估要点。

7. 惊厥的概念、全身性和局限性发作的特点、护理评估要点。

8. 意识障碍的概念、临床表现(不同程度意识障碍的特点)、护理评估要点。

二、重点与难点解析

1. 呕血是指上消化道疾病(指屈氏韧带以上的消化器官,包括食管、胃、十二指肠、肝、胆、胰及胃空肠吻合术后的空肠上段疾病)或全身性疾病所致的上消化道出血,血液经口腔呕出。黑便是指上消化道出血时部分血液经肠道排出,因血红蛋白在肠道内与硫化物结合而成黑色的硫化亚铁而附着黏液发亮类似柏油,又称柏油便。呕血最常见的三大病因是消化性溃疡,食管、胃底静脉曲张破裂出血,急性糜烂出血性胃炎,其中消化性溃疡最常见。应熟悉呕血及黑便的临床特点,应能对出血量及有无活动性出血进行评估。能根据评估的结果确定患者存在的护理问题。

2. 便血多为下消化道出血。便血的颜色因出血量、出血速度、出血部位及病因不同而不同。应熟悉便血的特点,能说出其临床意义。掌握便血的护理评估要点,包括:确定是否为便血、估计出血量、病因与诱因、便血的身心反应、诊疗及护理经过等。能根据评估的结果确定患者存在的护理问题。

3. 便秘是指排便次数减少,一般每周少于 3 次,排便困难,粪便干结。根据其病因分为功能性便秘和器质性便秘,重点是护理评估要点,包括排便状况、便秘相关的疾病史、用药史及诱因,便秘的身心反应、诊疗及护理经过。能根据评估的结果确定患者存在的护理问题。

4. 腹泻是指排便次数增多,粪质稀薄,或带有黏液、脓血或未消化的食物。腹泻的发生机制根据其病理生理改变可分为:分泌性腹泻如霍乱、渗出性腹泻如各种肠炎、渗透性腹泻如服用盐类泻药、动力性腹泻如甲状腺功能亢进症、吸收不良性腹泻如小肠大部分切除。应熟悉患者的临床表现(大便性状改变及其临床意义)、护理评估要点(腹泻的特点、病因和诱因、伴随症状及身心反应、诊疗及护理经过)。能根据评估的结果确定患者存在的护理问题。

5. 腹痛多由于腹部脏器疾病引起,但亦不能忽视腹腔外疾病及全身性疾病。腹痛按发生机制可分为内脏性疼痛、躯体性疼痛、牵涉痛,应熟悉其三种疼痛的特点。护理评估要点包括腹痛部位、病因与诱因、伴随症状、腹痛的身心反应、诊疗及护理经过。能根据评估的结果确定患者存在的护理问题。

6. 黄疸是指由于血清中胆红素升高致使皮肤、黏膜和巩膜发黄的症状和体征。根据病因和发生机制可分为溶血性黄疸、肝细胞性黄疸、胆汁淤积性黄疸及少见的先天性黄疸。可通过其发生机制示意图来加强对该知识点的掌握。三种黄疸的临床表现,应注意其皮肤颜色,有无皮肤瘙痒、尿液及大便颜色的改变。护理评估要点包括确定是否为黄疸(应与食物所致的皮肤黄染鉴别)、病因与诱因、皮肤色泽及粪便、尿液颜色改变,伴随症状、黄疸的身心反应、诊疗及护理经过。能根据评估的结果确定患者存在的护理问题。

7. 惊厥是指全身或局部成群骨骼肌非自主的强直性和阵挛性收缩。常为全身性、对称性,可伴有或不伴有意识丧失。惊厥发生可能是由于大脑运动神经元的异常放电所致。根据临床表现可分为全身性和局限性发作,全身性发作亦可称为癫痫大发作。评估要点包括病因与诱因、惊厥发作的特点、伴随症状、惊厥的身心反应、诊疗及护理经过。能根据评估的结果确定患者存在的护理问题。

8. 意识障碍是指人对周围环境及自身状态的识别和觉察能力出现障碍的一种状态。由轻到重可表现为嗜睡、意识模糊、昏睡、昏迷。通过评估应能对意识障碍的程度进行鉴别。能根据评估的结果确定患者存在的护理问题。

【必会技能】

一、常见症状评估的方法及技巧

1. 评估前做好充分的准备,确定评估对象。
2. 称呼病人,做自我介绍,说明评估的意义和所需的时间。
3. 态度诚恳、语言通俗易懂,并注意保护患者隐私。
4. 初学者可以先列出护理评估的要点,并先从主诉开始,通过主诉确定其主要症状是什么。
5. 围绕评估的目的,边观察,边交谈。
6. 避免重复提问,及时核实有疑问的情况。
7. 根据情况采取封闭式和开放式提问。
8. 分析与综合,确定病人现存或潜在的健康问题即护理诊断。
9. 结束语,并根据评估结果,提醒被评估者需要注意的事项。
10. 注意资料收集的动态性、连续性、全程性。

二、常见症状评估的操作流程

（一）综合技能

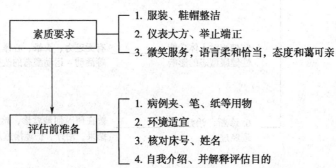

（二）各症状的评估内容

1. 呕血与黑便的评估操作流程

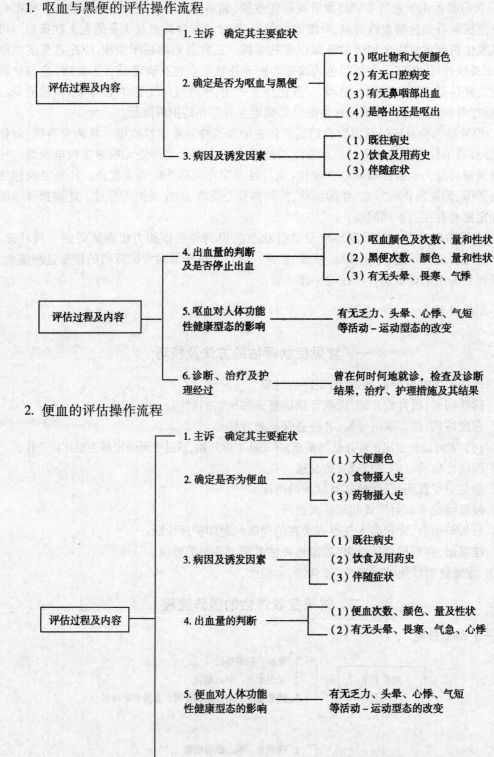

评估过程及内容
- 1. 主诉　确定其主要症状
- 2. 确定是否为呕血与黑便
  - （1）呕吐物和大便颜色
  - （2）有无口腔病变
  - （3）有无鼻咽部出血
  - （4）是咯出还是呕出
- 3. 病因及诱发因素
  - （1）既往病史
  - （2）饮食及用药史
  - （3）伴随症状

评估过程及内容
- 4. 出血量的判断及是否停止出血
  - （1）呕血颜色及次数、量和性状
  - （2）黑便次数、颜色、量和性状
  - （3）有无头晕、畏寒、气悸
- 5. 呕血对人体功能性健康型态的影响　有无乏力、头晕、心悸、气短等活动－运动型态的改变
- 6. 诊断、治疗及护理经过　曾在何时何地就诊，检查及诊断结果，治疗、护理措施及其结果

2. 便血的评估操作流程

评估过程及内容
- 1. 主诉　确定其主要症状
- 2. 确定是否为便血
  - （1）大便颜色
  - （2）食物摄入史
  - （3）药物摄入史
- 3. 病因及诱发因素
  - （1）既往病史
  - （2）饮食及用药史
  - （3）伴随症状
- 4. 出血量的判断
  - （1）便血次数、颜色、量及性状
  - （2）有无头晕、畏寒、气急、心悸
- 5. 便血对人体功能性健康型态的影响　有无乏力、头晕、心悸、气短等活动－运动型态的改变
- 6. 诊断、治疗及护理经过　曾在何时何地就诊，检查及诊断结果，治疗、护理措施及其结果

3. 便秘的评估操作流程

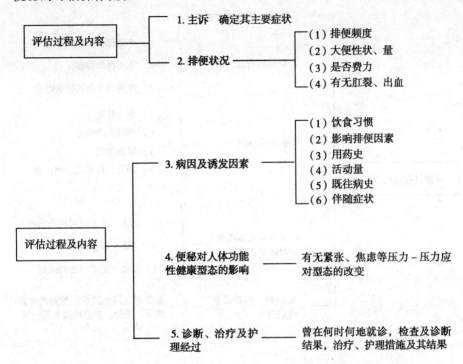

评估过程及内容 ─┬─ 1. 主诉　确定其主要症状
　　　　　　　　└─ 2. 排便状况 ─┬─（1）排便频度
　　　　　　　　　　　　　　　　├─（2）大便性状、量
　　　　　　　　　　　　　　　　├─（3）是否费力
　　　　　　　　　　　　　　　　└─（4）有无肛裂、出血

评估过程及内容 ─┬─ 3. 病因及诱发因素 ─┬─（1）饮食习惯
　　　　　　　　　　　　　　　　　　　├─（2）影响排便因素
　　　　　　　　　　　　　　　　　　　├─（3）用药史
　　　　　　　　　　　　　　　　　　　├─（4）活动量
　　　　　　　　　　　　　　　　　　　├─（5）既往病史
　　　　　　　　　　　　　　　　　　　└─（6）伴随症状
　　　　　　　　├─ 4. 便秘对人体功能性健康型态的影响 ── 有无紧张、焦虑等压力 - 压力应对型态的改变
　　　　　　　　└─ 5. 诊断、治疗及护理经过 ── 曾在何时何地就诊，检查及诊断结果，治疗、护理措施及其结果

4. 腹泻的评估操作流程

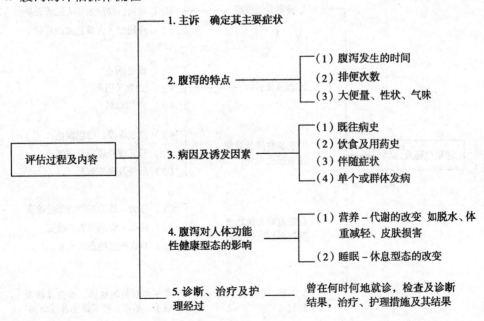

评估过程及内容 ─┬─ 1. 主诉　确定其主要症状
　　　　　　　　├─ 2. 腹泻的特点 ─┬─（1）腹泻发生的时间
　　　　　　　　　　　　　　　　　├─（2）排便次数
　　　　　　　　　　　　　　　　　└─（3）大便量、性状、气味
　　　　　　　　├─ 3. 病因及诱发因素 ─┬─（1）既往病史
　　　　　　　　　　　　　　　　　　　├─（2）饮食及用药史
　　　　　　　　　　　　　　　　　　　├─（3）伴随症状
　　　　　　　　　　　　　　　　　　　└─（4）单个或群体发病
　　　　　　　　├─ 4. 腹泻对人体功能性健康型态的影响 ─┬─（1）营养 - 代谢的改变　如脱水、体重减轻、皮肤损害
　　　　　　　　　　　　　　　　　　　　　　　　　　　└─（2）睡眠 - 休息型态的改变
　　　　　　　　└─ 5. 诊断、治疗及护理经过 ── 曾在何时何地就诊，检查及诊断结果，治疗、护理措施及其结果

5. 腹痛的评估操作流程

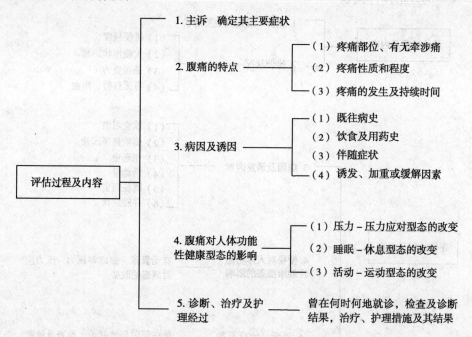

6. 黄疸的评估操作流程

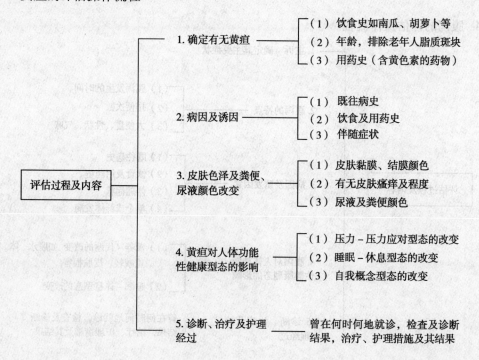

7. 惊厥的评估操作流程

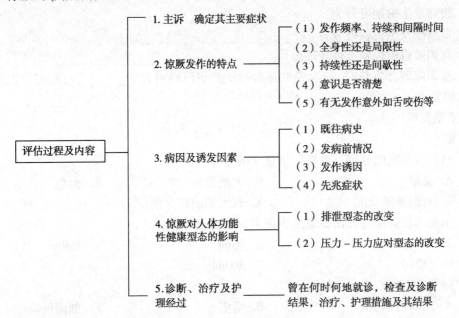

8. 意识障碍的评估操作流程

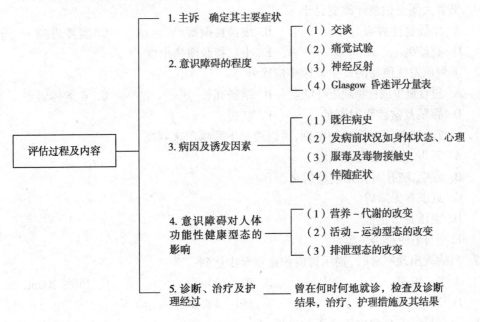

【护考训练】

一、名词解释

1. 呕血　2. 便血　3. 腹泻　4. 便秘　5. 黄疸　6. 意识障碍　7. 昏迷　8. 惊厥

9. 谵妄

二、填空题

1. 呕血的三大病因为_____、_____、_____。

2. 腹泻的发生机制按病理生理改变可分为_____、_____、_____、_____。

3. 便秘的相关护理问题或护理诊断有 _____ 、_____ 、_____ 。

4. 腹痛发生机制可分为 _____ 、_____ 、_____ 。

5. 黄疸按发生机制可分为 _____ 、_____ 、_____ 、_____ 。

6. 意识障碍由轻到重可表现为 _____ 、_____ 、_____ 、_____ 。

7. 意识障碍伴发热时,如为先发热后发生意识障碍可见于 _____ ;先有意识障碍后出现发热见于 _____ 、_____ 等。

三、选择题

A 型

1. 咯血与呕血的鉴别下列有鉴别意义的是

  A. 血量   B. 大便潜血   C. 血色

  D. 血的酸碱反应   E. 有无柏油样大便

2. 出现黑便提示每日出血量至少在多少毫升以上

  A. 5ml   B. 50ml   C. 150ml

  D. 250ml   E. 500ml

3. 排便后有鲜血滴出,提示

  A. 阿米巴痢疾   B. 痔疮   C. 细菌性痢疾

  D. 溃疡性结肠炎   E. 急性出血性坏死性肠炎

4. 患者大便呈柏油样改变见于

  A. 结肠恶性肿瘤   B. 细菌性痢疾   C. 克罗恩病

  D. 直肠癌   E. 十二指肠溃疡出血

5. 下列原发性便秘的发生原因中应除外

  A. 进食量少或食物缺乏纤维素 B. 结肠冗长   C. 年老体弱

  D. 腹肌及盆腔肌力不足   E. 肛裂

6. 轻度昏迷与深度昏迷的鉴别,可以通过下列哪项来判断

  A. 对声、光刺激有无反应

  B. 吞咽,瞳孔对光角膜反射是否存在

  C. 意识有无障碍

  D. 血压是否正常

  E. 大、小便是否失禁

7. 当病人出现呕血时,提示胃内积血量至少达到

  A. 5~10ml   B. 50~100ml   C. 150~200ml

  D. 250~300ml   E. 350~400ml

8. 下列哪项不是颅内压增高的表现

  A. 呕吐   B. 头痛   C. 双侧瞳孔不等大

  D. 黄疸   E. 视神经盘水肿

9. 有关呕血与黑粪的描述,不正确的是

  A. 呕血一般都有黑便

  B. 每日出血量达 5ml 以上,大便隐血试验阳性

  C. 每日出血量 60ml,出现黑便

  D. 每日出血量超过 300ml 出现黑便

E. 黑便必有呕血

10. 意识模糊时可出现
    A. 处于病理性睡眠状态
    B. 错觉、幻觉
    C. 醒时答话含糊不清
    D. 大小便失禁
    E. 暂时性意识丧失

11. 对排便异常的描述,哪项是错误的
    A. 便秘者常伴有腹痛、腹胀、消化不良等
    B. 腹泻患者粪便中可有黏液或脓血
    C. 大便不受意识控制的排出是失禁
    D. 分泌性腹泻禁食可缓解
    E. 小肠病变腹泻后腹痛缓解不明显

12. 意识障碍者无自主运动且对声、光的刺激无反应,但压迫眼眶时呈现痛苦表情,这种意识状态称为
    A. 嗜睡
    B. 意识模糊
    C. 昏睡
    D. 浅昏迷
    E. 深昏迷

13. 浅昏迷和深昏迷的主要鉴别依据在于
    A. 能否被唤醒
    B. 病人的运动和感觉是否丧失
    C. 有无自主运动
    D. 神经反射如角膜反射、瞳孔对光反射及痛觉躲避反应是否存在
    E. 对声、光刺激的反应

14. 胡先生,患肝硬化已5年,晚餐饮酒后突然大量呕血,伴神志恍惚、四肢厥冷、血压下降。该病人估计出血量约为
    A. 500ml
    B. 600ml
    C. 700ml
    D. 800ml
    E. 1000ml 以上

15. 某患者,不能被唤醒,按压眼眶有痛苦表情,瞳孔对光反射存在,这种情况属于
    A. 嗜睡
    B. 昏睡
    C. 意识模糊
    D. 浅昏迷
    E. 深昏迷

16. 女性,55岁,患慢性乙肝18年,进食烤鱼后突发呕血和黑便,此患者呕血的原因最可能是
    A. 胃癌出血
    B. 胃溃疡出血
    C. 急性胃黏膜病变
    D. 食管胃底静脉曲张破裂出血
    E. 血小板过低引起出血

17. 患儿,男性,10岁,突发阵发性剑突下钻顶样疼痛入院,发作时辗转不安,大汗淋漓,缓解后则如常人;体检:腹平软,剑突下轻压痛,无反跳痛,此患儿腹痛的原因可能是什么
    A. 急性胆囊炎
    B. 急性胰腺炎
    C. 胆道蛔虫症
    D. 尿路结石
    E. 消化性溃疡

18. 禁食或停药后腹泻可自行停止者是
    A. 渗出性腹泻
    B. 分泌性腹泻
    C. 渗透性腹泻
    D. 动力性腹泻
    E. 吸收不良性腹泻

19. 下列不属于胆汁淤积性黄疸特点的是

A. 有腹痛和发热　　　　　B. 无皮肤瘙痒　　　　　C. 大便为白色陶土样

D. 结合胆红素升高　　　　E. 黄疸的程度较深

20. 昏迷伴皮肤黏膜呈樱桃红色可见于

A. 阿托品中毒　　　　　　B. 中暑　　　　　　　　C. 一氧化碳中毒

D. 巴比妥中毒　　　　　　E. 有机磷中毒

21. 下列对惊厥的描述不正确的是

A. 常有肌肉阵挛和关节强直

B. 可为全身性或局部发作

C. 发作时伴或不伴意识丧失

D. 是由于大脑运动神经元异常放电所致

E. 癫痫发作都属于惊厥

22. 内脏性腹痛的特点不包括

A. 疼痛感觉模糊

B. 疼痛部位不确切常靠近腹中线

C. 可伴有迷走神经兴奋的表现如恶心、呕吐等

D. 咳嗽、体位变化时腹痛加剧

E. 疼痛性质多为不适、绞痛、钝痛、烧灼痛

B 型题

A. 分泌性腹泻

B. 渗出性腹泻

C. 渗透性腹泻

D. 动力性腹泻

E. 吸收不良性腹泻

23. 溃疡性结肠炎属于

24. 服用盐类导泻剂属于

25. 甲状腺功能亢进属于

26. 小肠大部分切除属于

27. 霍乱弧菌属于

A. 疼痛位于中上腹部

B. 疼痛位于右上腹部

C. 疼痛位于右下腹部

D. 疼痛位于下腹部

E. 疼痛位于脐周

28. 急性胰腺炎

29. 肠蛔虫症

30. 急性胆囊炎

A. 可被唤醒且醒后能正确回答问题,但去除刺激后很快又入睡

B. 患者能保持简单的精神活动,但对时间、地点、人物的定向能力障碍

C. 可被唤醒,但醒时答话含糊或答非所问

D. 不能被唤醒,但对疼痛刺激可作出痛苦表情或肢体退缩等防御反应

E. 不能被唤醒,各种反射均消失,生命体征变化明显

31. 深度昏迷的特点

32. 嗜睡的特点

33. 昏睡的特点

34. 意识模糊的特点

A. 肝脓肿

B. 肝硬化

C. 急性溶血

D. 胆道结石

E. 急性化脓性胆管炎

35. 尿液呈酱油色见于

36. 黄疸伴发热见于

37. 阵发性并伴有右上腹剧痛见于

38. 黄疸伴大量腹水见于

39. Charcot 三联征见于

X 型题

40. 患者女,32 岁,因反复上腹痛伴皮肤黄染而入院,B 超提示胆道结石,此类黄疸的临床表现包括

   A. 大便呈白色陶土样　　　B. 皮肤瘙痒　　　　　C. 心动过缓

   D. 皮肤呈暗黄色　　　　　E. 尿液呈酱油色

41. 下列属于功能性便秘的病因的是

A. 因工作紧张、生活习惯改变、精神因素等使排便习惯改变

B. 进食量少或食物缺乏纤维素

C. 多次妊娠和营养不良

D. 长期卧床使结肠蠕动减弱

E. 大量腹水

42. 下列对躯体性疼痛描述正确的是

A. 定位清楚

B. 疼痛剧烈而持续

C. 可有局部腹肌紧张

D. 咳嗽、体位变化腹部疼痛可加剧

E. 常有恶心、呕吐、出汗等迷走神经兴奋的表现

43. 对于昏迷的描述正确的是

A. 不能被唤醒

B. 对声、光刺激有反应

C. 浅昏迷角膜反射和瞳孔对光反射存在

D. 浅昏迷生命体征波动大

E. 深昏迷各种反射均消失,且生命体征不平稳

四、问答题

1. 简述胆汁淤积性黄疸发生机制。

2. 简述腹泻的发生机制。

3. 内脏性疼痛和躯体性疼痛如何鉴别。

4. 轻度昏迷和深度昏迷如何鉴别?

5. 男性,48 岁,因饮酒后腹痛伴呕吐 24 小时来医院就诊。病人餐后即感饱胀不适,1 小时后出现上腹部偏左疼痛,并向腰背放射,呕吐 3 次,呕吐物为胃内容物。体检:体温 38.1℃,脉搏 100 次/分,血压 110/70mmHg。急性痛苦面容,皮肤及巩膜无黄染,上腹及偏左侧压痛、反跳痛,肌紧张,肝脾未触及,墨菲征阴性,移动性浊音阴性。

问题:

(1)该患者最可能的病因是什么?

(2)试述该患者的护理评估要点?

(3)请列出该患者的主要护理诊断?

(聂爱蝉)

第四章 身体评估

第一节 身体评估的基本方法及注意事项

【学习精要】

一、本节考点

1. 身体评估的概念、目的。
2. 身体评估的注意事项。
3. 身体评估的基本方法。

二、重点与难点解析

1. 身体评估是评估者运用自己的感觉器官或借助简单的辅助工具(如体温表、血压计、听诊器、叩诊锤等),客观地了解被评估者身体状况的最基本检查方法。其目的是进一步支持和验证问诊中所获得的有临床意义的症状,发现被评估者存在的体征,为确认护理诊断提供客观依据。

2. 身体评估的基本方法包括视诊、触诊、叩诊、听诊和嗅诊。

(1)视诊:是评估者运用视觉来观察被评估者全身或局部状态的评估方法。包括全身和局部视诊。视诊最好在自然光线下进行。

(2)触诊:是评估者通过手触摸或轻压被评估者身体可被触及的部位,通过手的感觉进行判断的一种诊法。以腹部触诊最常用。浅部触诊适用于体表浅在病变、关节、软组织,浅部的动脉、静脉、神经、阴囊和精索等,浅部触诊一般不引起被评估者痛苦及肌肉紧张,有利于评估腹部有无压痛、抵抗感、搏动、包块和某些肿大脏器等。深部滑行触诊法常用于腹腔深部包块和胃肠病变的评估;双手触诊法多用于肝、脾、肾和腹腔肿物的触诊;深压触诊法用以探测腹腔深在病变的部位或确定腹腔压痛点,如阑尾压痛点、胆囊压痛点、反跳痛等;冲击触诊法又称浮沉触诊法,一般只用于大量腹水时肝、脾难以触及者。因急速冲击可使腹水在脏器表面暂时移去,脏器随之浮起,故指端易于触及肿大的肝、脾或腹腔包块。

(3)叩诊:是用手指叩击或以手掌拍击身体体表某部,使之震动而产生音响,根据震动和音响的特点来判断所在部位的脏器有无异常。主要用于胸部和腹部评估。可分为间接叩诊与直接叩诊。根据音响的强弱、频率等的不同将叩诊音分为清音、鼓音、过清音、浊音和实音。

(4) 听诊:是评估者用耳或借助于听诊器听取体内脏器所产生的声音是否正常的一种评估方法。听诊在心、肺评估中尤为重要。可分为直接听诊与间接听诊。钟型听诊器适用于听取低调声音,如二尖瓣狭窄的隆隆样舒张期杂音;膜型听诊器适于听高调的声音,如主动脉瓣关闭不全的杂音等。

(5) 嗅诊:是以嗅觉判断发自被评估者的异常气味与疾病之间关系的一种评估方法。

1) 汗液:酸性汗液多见于长期服用解热镇痛药者;脚臭味见于多汗或脚癣合并感染者;特殊的狐臭味见于腋臭等。

2) 呼吸气味:呼吸呈烂苹果味见于糖尿病酮症酸中毒;肝腥味见于肝性脑病;刺激性大蒜味见于有机磷农药中毒;氨味见于尿毒症。

3) 痰液:恶臭味提示可能为厌氧菌感染,多见于支气管扩张、肺脓肿;血腥味见于大量咯血。

4) 呕吐物:呕吐物呈酸臭味提示食物在胃内滞留时间过长,见于幽门梗阻;呈粪臭味者见于肠梗阻。

5) 粪便:腥臭味见于细菌性痢疾;肝腥味见于阿米巴痢疾;腐败性臭味见于消化不良或胰腺功能障碍者。

6) 尿液:浓烈的氨味见于膀胱炎;大蒜味见于大量吃蒜者或有机磷农药中毒。

7) 脓液:一般脓液有腥臭味,如恶臭味考虑有气性坏疽或厌氧菌感染的可能。

【必会技能】

一、身体评估基本方法

1. 视诊 视诊最好在自然光线下进行,因在普通灯光下不易辨认黄疸或轻度紫绀、皮疹等。观察包块、心尖搏动时用侧面光线观察比较清晰。

2. 触诊

(1) 浅部触诊法:将一手轻轻放在被评估的部位,利用掌指关节和腕关节的协同动作,轻柔地进行滑动触摸,可触及的深度约为 1~2cm。

(2) 深部触诊法:用一手或两手重叠,由浅入深,逐渐施加压力以达深部,可触及的深度多在 2cm 以上,有时可达 4~5cm。

1) 深部滑行触诊法:评估时嘱被评估者张口平静呼吸,或与其谈话以转移注意力,尽量使腹肌放松。评估者同时以并拢的二、三、四指末端逐渐触向腹腔的脏器或包块,在被触及的脏器或包块上作上、下、左、右的滑动触摸。如为肠管或索条状包块,则需作与长轴相垂直方向的滑动触诊。

2) 双手触诊法:评估者将左手置于被评估脏器或包块的后部,并将被评估部位推向右手方向,这样除可起固定作用外,同时又可使被评估脏器或包块更接近体表以利于右手触诊。

3) 深压触诊法:以一、二个手指逐渐深压,用以探测腹腔深在病变的部位或确定腹腔压痛点。评估反跳痛时,在手指深压的基础上稍停留片刻,约 2~3 秒,迅速将手抬起,若感觉疼痛加重或面部出现痛苦表情,即反跳痛。

4) 冲击触诊法:又称浮沉触诊法。评估时以三、四个并拢的手指,取 70°~90°角,置放于腹壁相应的部位,作数次急速而较有力的冲击动作,在冲击时即会出现腹腔内脏器在指端浮沉的感觉。冲击触诊会使被评估者感到不适,操作时应避免用力过猛。

（3）注意事项

1）触诊前应向被评估者说明评估目的和需要配合的动作。评估者手要温暖、轻柔,避免引起被评估者精神和肌肉紧张而影响评估效果。

2）被评估者通常采用仰卧位,双臂置于体侧,两腿屈曲,腹肌尽可能放松。

3）手的感觉以指腹和掌指关节部掌面的皮肤最为敏感,因此触诊时多用这两个部位。对于温度的分辨则以手背较为敏感。

4）做下腹部触诊时,可根据需要嘱被评估者排出大小便,以免将充盈的膀胱误认为腹腔包块。

5）触诊过程中,边触边注意手下感觉,随时观察其面部表情有无痛苦,结合解剖部位,易于辨别病变性质。

3. 叩诊

（1）间接叩诊法:评估者左手中指第二指节紧贴于叩诊部位,勿加重压,以免影响被叩组织的振动,其他手指稍抬起,勿与体表接触;右手指自然弯曲,以中指指端叩击左手中指第二指骨的前端,叩击方向应与叩诊部位的体表垂直。

（2）直接叩诊法:用右手中间三指的掌面直接拍击被评估部位,借拍击的反响和指下的震动感来判断病变情况。此法主要适用于胸部或腹部面积较广泛的病变,如大量胸水、腹水、气胸及大面积肺实变等。

（3）注意事项

1）环境应安静,以免影响叩诊音的判断。叩诊时评估者的手要温暖,并嘱被评估者充分暴露被评估部位,肌肉放松。

2）根据病变的性质,可取坐位或仰卧位。叩诊时注意对称部位的比较与鉴别。

3）叩诊时应以腕关节与掌指关节的活动为主,避免肘关节及肩关节参加运动。叩诊过程中左手中指第二指节移动时应抬起离开皮肤。

4）叩击动作要灵活、短促、富有弹性,叩击后右手应立即抬起,以免影响音响的振幅与频率。叩击力量要均匀一致,间隔相等,要有节律性,使产生的声响一致。一个部位连续叩击2～3下,如未能获得明确印象,可再连续叩击2～3下,不间断地连续叩击反而不利于叩诊音的分辨。

4. 听诊

（1）直接听诊法:评估者用耳廓直接贴在被评估者的体表进行听诊。该法听得的体内声音微弱,仅用于某些特殊情况或紧急情况时。广义的直接听诊包括语音、咳嗽、呼吸、嗳气、肠鸣、啼哭等被评估者发出的任何声音,这些声音均可提供有价值的诊断线索。

（2）间接听诊法:借用听诊器进行听诊的方法。此法方便,使用范围广,对脏器运动的声音可起放大作用,除能对心、肺、腹部进行听诊外,还可听取血管音、皮下气肿音、肌束颤动音、关节活动音、骨折面摩擦音等。

（3）注意事项

1）听诊时环境要安静、温暖、避风。寒冷季节先将听诊器的体件温暖后再接触听诊部位,因寒冷可引起被评估者肌束颤动,出现附加音,影响听诊效果。

2）评估时采取适当的体位,评估部位应充分暴露,以利听诊。

3）选择合适的听诊器。听诊前应注意耳件方向是否正确,管腔是否通畅;体件应紧贴被评估部位,避免与皮肤摩擦而产生附加音。

4）听诊时注意力要集中,听诊心脏时要摒除呼吸音的干扰,听诊肺部时也要排除心音的干扰。

5. 嗅诊　嗅诊时用手将气味轻轻扇向自己的鼻部,然后仔细判断气味的性质与特点。

二、身体评估基本方法操作流程

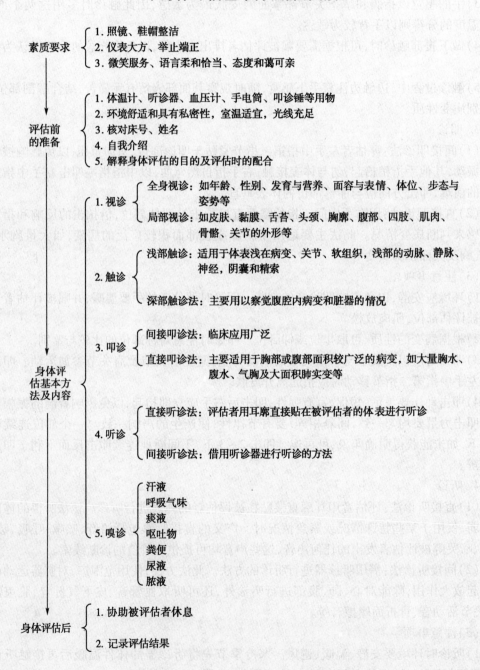

素质要求
- 1. 照镜、鞋帽整洁
- 2. 仪表大方、举止端正
- 3. 微笑服务、语言柔和恰当、态度和蔼可亲

评估前的准备
- 1. 体温计、听诊器、血压计、手电筒、叩诊锤等用物
- 2. 环境舒适和具有私密性,室温适宜,光线充足
- 3. 核对床号、姓名
- 4. 自我介绍
- 5. 解释身体评估的目的及评估时的配合

身体评估基本方法及内容
- 1. 视诊
  - 全身视诊:如年龄、性别、发育与营养、面容与表情、体位、步态与姿势等
  - 局部视诊:如皮肤、黏膜、舌苔、头颈、胸廓、腹部、四肢、肌肉、骨骼、关节的外形等
- 2. 触诊
  - 浅部触诊:适用于体表浅在病变、关节、软组织,浅部的动脉、静脉、神经,阴囊和精索
  - 深部触诊法:主要用以察觉腹腔内病变和脏器的情况
- 3. 叩诊
  - 间接叩诊法:临床应用广泛
  - 直接叩诊法:主要适用于胸部或腹部面积较广泛的病变,如大量胸水、腹水、气胸及大面积肺实变等
- 4. 听诊
  - 直接听诊法:评估者用耳廓直接贴在被评估者的体表进行听诊
  - 间接听诊法:借用听诊器进行听诊的方法
- 5. 嗅诊
  - 汗液
  - 呼吸气味
  - 痰液
  - 呕吐物
  - 粪便
  - 尿液
  - 脓液

身体评估后
- 1. 协助被评估者休息
- 2. 记录评估结果

三、身体评估评分表

身体评估基本方法评分表

护生姓名：　　　　　　　　　　班级：　　　　　　　　　　学号：

项目	具体内容	标准分	实得分
素质要求	鞋帽整洁、仪表大方、举止端正、微笑服务、语言柔和恰当、态度和蔼可亲	5	
评估前的准备	体温计、听诊器、血压计、手电筒、叩诊锤等用物准备	2	
	环境舒适和具有私密性,室温适宜,光线充足	2	
	核对床号、姓名	2	
	自我介绍	2	
	解释身体评估的目的及评估时的配合	2	
视诊	评估方法正确 内容熟悉	15	
触诊	评估方法正确 内容熟悉 与病人有沟通,能转移病人注意力	20	
叩诊	叩诊方法正确、动作灵活、力度均匀 能进行两侧对比	20	
听诊	正确使用听诊器、注意力集中	15	
嗅诊	评估方法得当、能仔细辨认异常气味	10	
评估后	协助被评估者休息、记录评估结果	5	
考核结论	通过□ 基本合格□ 不合格□	总得分	

考核教师：

考核日期：

【护考训练】

一、名词解释

1. 身体评估　2. 视诊　3. 触诊　4. 浅部触诊法　5. 深部触诊法　6. 双手触诊法　7. 深压触诊法　8. 冲击触诊法　9. 反跳痛　10. 叩诊音　11. 听诊

二、填空题

1. 身体评估的基本方法有＿＿＿＿＿＿＿、＿＿＿＿＿＿＿、＿＿＿＿＿＿＿、＿＿＿＿＿＿＿、＿＿＿＿＿＿＿。

2. 身体评估时应光线充足,且最好以＿＿＿＿＿＿＿为照明。

3. 触诊在临床上使用范围很广,尤以＿＿＿＿＿＿＿最常用。

4. 深部触诊法可触及的深度多在＿＿＿＿＿＿＿以上,有时可达＿＿＿＿＿＿＿。根据评估目的和手法的不同又可分为：_____、_____、_____、_____。

5. 根据不同的叩诊手法与目的,可分为_____与_____。主要用于_____和_____评估。

6. 间接听诊法主要用于_____、_____、_____及_____等的听诊。

7. 狐臭味见于_____;肝臭见于_____;烂苹果味见于_____;刺激性蒜味见于_____;氨味见于_____。

8. 恶臭味提示可能为_____感染。_____见于大量咯血。

三、问答题

1. 简述身体评估的目的及评估时的顺序。

2. 简述间接叩诊的方法。

3. 试述各种叩诊音的特点和临床意义。

四、单项选择题

1. 临床上最基本的评估方法是
   A. 症状评估　　　　　　B. 身体评估　　　　　　C. 实验室检查
   D. 心电图检查　　　　　E. 影像学检查

2. 检查腹部压痛、反跳痛,需用
   A. 浅部触诊法　　　　　B. 深部滑行触诊法　　　C. 双手触诊法
   D. 深压触诊法　　　　　E. 冲击触诊法

3. 肺气肿时叩诊音是
   A. 鼓音　　　　　　　　B. 清音　　　　　　　　C. 浊音
   D. 实音　　　　　　　　E. 过清音

4. 深部触诊法主要用于检查
   A. 胸部　　　　　　　　B. 腹部　　　　　　　　C. 皮肤
   D. 关节　　　　　　　　E. 四肢

5. 浊音可在以下哪个部位叩出
   A. 正常肺部　　　　　　B. 胃泡区　　　　　　　C. 心、肝被肺覆盖部分
   D. 心、肝　　　　　　　E. 阻塞性肺气肿

6. 用于腹腔深部包块和胃肠病变的检查是
   A. 间接叩诊法　　　　　B. 深部滑行触诊法　　　C. 双手触诊法
   D. 深压触诊法　　　　　E. 冲击触诊法

7. 胸部或腹部面积较广泛的病变,宜用的叩诊法是
   A. 直接叩诊法　　　　　B. 重叩诊法　　　　　　C. 中度叩诊法
   D. 轻叩诊法　　　　　　E. 间接叩诊法

8. 风湿热或长期服用阿司匹林等解热镇痛药的病人,其汗液味表现为
   A. 脚臭味　　　　　　　B. 酸味　　　　　　　　C. 狐臭味
   D. 氨味　　　　　　　　E. 烂苹果味

9. 糖尿病酮症酸中毒的病人,其呼气气味为
   A. 恶臭味　　　　　　　B. 酸味　　　　　　　　C. 肝腥味
   D. 氨味　　　　　　　　E. 烂苹果味

10. 以下哪种疾病痰液可呈恶臭味

    A. 支气管哮喘   B. 肺结核   C. 慢性支气管炎

    D. 支气管扩张   E. 阻塞性肺气肿

（叶锡勇）

第二节　一般状态评估

【学习精要】

一、本节考点

1. 一般状态评估的内容与方法。

2. 一般状态评估的异常表现及其临床意义。

二、重点与难点解析

1. 一般状态评估　是对被评估者全身状况的概括性观察,以视诊为主,有时需配合触诊或借助体温表、血压计等进行评估。评估内容包括年龄、性别、生命体征、发育与体型、营养、意识、面容与表情、体位、步态等。

2. 年龄　评估时注意年龄同某些疾病发生与预后的关系,如佝偻病、麻疹多见于幼儿与儿童;结核病多见于青少年;动脉硬化、冠心病多发生于老年人。

3. 生命体征　生命体征是评价生命活动存在与否及其质量的指标,包括体温、脉搏、呼吸和血压。

4. 发育与体型

（1）发育:发育异常与内分泌有关,由于发育成熟前甲状腺功能低下,可引起克汀病（又称呆小症）;由于发育过程中垂体功能亢进可导致体格异常高大,引起巨人症;由于腺垂体功能减退,可引起侏儒症;由于发育成熟后垂体功能亢进,可引起肢端肥大症。

（2）体型:成人体型分三种类型,即匀称型（正力型）、瘦长型（无力型）、矮胖型（超力型）。

5. 营养状态　与食物摄取、消化、吸收及代谢等因素有关,受心理、社会、文化和环境因素的影响。营养过度引起肥胖,营养不良导致消瘦。

6. 意识状态　意识障碍程度分为嗜睡、意识模糊、昏睡、昏迷。

7. 面容与表情

（1）急性病容:面颊潮红、兴奋不安、口唇疱疹、呼吸急促、表情痛苦、呻吟等,见于急性感染性疾病如肺炎球菌肺炎。

（2）慢性病容:面容憔悴、面色苍白或晦暗、目光黯淡、瘦弱无力,见于慢性消耗性疾病如恶性肿瘤晚期。

（3）贫血面容:面色苍白、唇舌色淡、表情疲惫,见于各种贫血病人。

（4）肝病面容:面色晦暗,额部、鼻背、双颊有褐色色素沉着。见于慢性肝脏疾病。

（5）二尖瓣面容:面容晦暗、口唇轻度发绀、两颊紫红,见于风湿性心脏疾病二尖瓣狭窄病人。

（6）满月面容:面圆如满月、皮肤发红、常伴痤疮和小须,见于肾上腺皮质功能亢进症和长期使用糖皮质激素的病人。

（7）甲状腺功能亢进面容：面容惊愕、眼裂增大、眼球凸出、目光炯炯有神、表情兴奋易怒。

（8）肢端肥大症面容：头颅增大、面部变长、下颌增大向前凸出、眉弓及两颧隆起、唇舌肥厚、耳鼻增大。

（9）伤寒面容：表情淡漠，反应迟钝，听力下降，表现为无欲状态，又称无欲貌，见于伤寒病人极期等高热衰竭患者。

8. 体位 体位是指患者身体所处的位置或状态，某些疾病所导致的特殊体位改变具有临床诊断价值，常见的体位有三种：自动体位、被动体位和强迫体位。常见的强迫体位如强迫坐位、强迫卧位、强迫停立位、角弓反张位等。

9. 步态 常见异常步态有蹒跚步态、醉酒步态、慌张步态、共济失调步态、跨阈步态、剪刀步态等。

【必会技能】

一、一般状态评估方法

1. 性别 生殖器和第二性征的发育情况是判断性别的主要依据。

2. 年龄 通过问诊或观察即可了解被评估者年龄。观察时多以皮肤黏膜的弹性和光泽、肌肉的状况、毛发的颜色和分布、面与颈部皮肤皱纹以及牙齿的状态等作为依据。

3. 生命体征 体温、脉搏、呼吸、血压的具体测量方法详见于护理学基础。

4. 发育与体型

（1）发育：通常以年龄与智力、体格成长状态及第二性征之间的关系判断，发育正常者大体相一致。正常成人发育指标为：两上肢展开的指距长度等于身高，坐高等于下肢的长度，胸围等于身高的一半。

（2）体型：①匀称型（正力型）：身体各部位均匀适中，一般正常人多为此型。②瘦长型（无力型）：体高肌瘦，颈细长，肩窄下垂，胸廓扁平，腹上角小于90°。③矮胖型（超力型）：体格粗壮、颈粗短，面红，肩宽平，胸围增大，腹上角大于90°。

5. 营养状态

（1）评估方法

1）会谈评估：一般资料通过会谈获得，包括①每日活动量；②饮食情况，食物种类及数量、烹调方式、进餐时间及餐次；③有无饮食限制；④体重变化；⑤心理社会资料，如经济、文化背景、职业、心理或精神因素等；⑥皮肤与骨骼肌肉的变化。

2）体重身高测量：为观察营养状态的常用方法。成人理想体重（kg）=［身高（cm）-100］×0.9（男性）或［身高（cm）-100］×0.85（女性）。在标准体重的±10%范围内为正常。

3）皮脂厚度测量：与营养状态关系密切，可作为营养评估参考。常用测量部位：肱三头肌、肩胛骨下和脐旁。测量方法：测肱三头肌皮脂厚度时被检者手臂应放松下垂，掌心对大腿侧面，评估者以拇指与示指在肩峰至鹰嘴的中点处捏起其皮脂，捏时两指间的距离为3cm，用皮脂卡测量，重复两次取其平均值。成人标准肱三头肌皮脂厚度（TSF）中国成年男性为12.5mm，女性为16.5mm。其他部位测量注意被评估部位放松，方法同前。TSF实测值>90%以上为正常，90%~80%为轻度营养不良，80%~60%为中度营养不良，<60%为重度营养不良。

（2）综合判断：根据精神状态、毛发、皮肤黏膜、皮下脂肪与肌肉发育情况综合判断。临床上判断营养状态，常用营养良好、中等、不良三个等级表示判断结果。

1)营养良好:精神饱满,皮肤黏膜红润,光泽,皮肤弹性好,皮下脂肪丰满,肌肉结实。

2)营养不良:表情疲惫,毛发稀疏易脱落,皮肤黏膜干燥无光泽,皮下脂肪菲薄,肌肉松弛,肩胛骨、髂骨突出。

3)营养中等:介于前述两者之间。

6. 意识状态 由轻到重表现为嗜睡、意识模糊、昏睡、昏迷。

二、一般状态评估操作流程

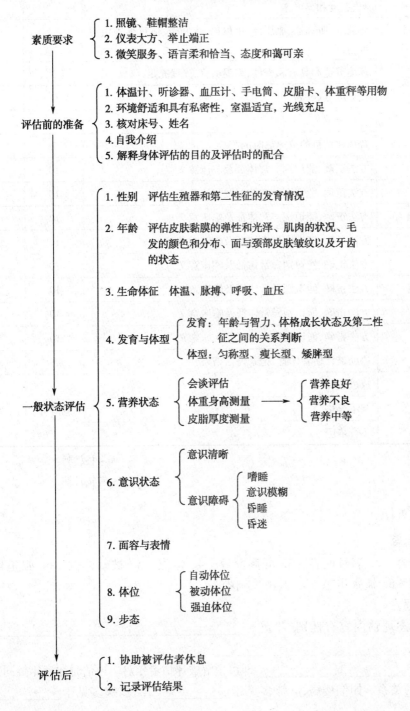

素质要求
- 1. 照镜、鞋帽整洁
- 2. 仪表大方、举止端正
- 3. 微笑服务、语言柔和恰当、态度和蔼可亲

评估前的准备
- 1. 体温计、听诊器、血压计、手电筒、皮脂卡、体重秤等用物
- 2. 环境舒适和具有私密性,室温适宜,光线充足
- 3. 核对床号、姓名
- 4. 自我介绍
- 5. 解释身体评估的目的及评估时的配合

一般状态评估
- 1. 性别 评估生殖器和第二性征的发育情况
- 2. 年龄 评估皮肤黏膜的弹性和光泽、肌肉的状况、毛发的颜色和分布、面与颈部皮肤皱纹以及牙齿的状态
- 3. 生命体征 体温、脉搏、呼吸、血压
- 4. 发育与体型
  - 发育:年龄与智力、体格成长状态及第二性征之间的关系判断
  - 体型:匀称型、瘦长型、矮胖型
- 5. 营养状态
  - 会谈评估
  - 体重身高测量 → 营养良好 / 营养不良 / 营养中等
  - 皮脂厚度测量
- 6. 意识状态
  - 意识清晰
  - 意识障碍:嗜睡、意识模糊、昏睡、昏迷
- 7. 面容与表情
- 8. 体位
  - 自动体位
  - 被动体位
  - 强迫体位
- 9. 步态

评估后
- 1. 协助被评估者休息
- 2. 记录评估结果

三、身体评估评分表

一般状态评估评分表

护生姓名：　　　　　　　　班级：　　　　　　　　学号：

项目	具体内容	标准分	实得分
素质要求	鞋帽整洁、仪表大方、举止端正、微笑服务、语言柔和恰当、态度和蔼可亲	5	
评估前的准备	体温计、听诊器、血压计、手电筒、皮脂卡、体重秤等用物准备	2	
	环境舒适和具有私密性,室温适宜,光线充足	2	
	核对床号、姓名	2	
	自我介绍	2	
	解释评估目的及评估时的配合	2	
性别、年龄	方法正确、能识别异常体征及临床意义	10	
生命体征	方法正确、能识别异常体征及临床意义	10	
发育与体型	方法正确、能识别异常体征及临床意义	10	
营养状态	方法正确、能识别异常体征及临床意义	10	
意识状态	方法正确、能识别异常体征及临床意义	10	
面容与表情	方法正确、能识别异常体征及临床意义	10	
体位	方法正确、能识别异常体征及临床意义	10	
步态	方法正确、能识别异常体征及临床意义	10	
评估后	协助被评估者休息、记录评估结果	5	
考核结论	通过□	总得分	
	基本合格□		
	不合格□		

考核教师：

考核日期：

【护考训练】

一、名词解释

1. 急性病容　2. 满月面容　3. 肝病面容　4. 体位　5. 被动体位　6. 强迫体位　7. 强迫停立位　8. 慌张步态　9. 共济失调步态

二、填空题

1. 一般状态评估内容有性别、年龄、＿＿＿＿＿＿＿、＿＿＿＿＿＿＿、＿＿＿＿＿＿＿、
＿＿＿＿＿＿＿、＿＿＿＿＿＿＿、＿＿＿＿＿＿＿、＿＿＿＿＿＿＿。

2. 通过＿＿＿＿＿＿＿或＿＿＿＿＿＿＿即可了解被评估者年龄。评估时注意年龄同某些疾病发生与预后的关系。如佝偻病、麻疹多见于＿＿＿＿＿＿＿;结核病多见于＿＿＿＿＿＿＿;动

脉硬化、冠心病多发生于_____。

3. 生命体征是评价_____存在与否及其质量的指标,包括_____、_____、_____和_____。

4. 性激素可影响_____发育。"阉人症"见于_____引起的"女性化表现"。

5. 正常成人发育指标为:两上肢展开的指距长度等于_____,_____等于下肢的长度,胸围等于_____的一半。

6. 常见的体位有三种:_____、_____和_____。

7. 常见的强迫体位有_____、_____、_____及_____等。

8. 醉酒步态见于_____、_____等。

三、问答题

1. 一般状态评估的内容有哪些?

2. 简述成人体型的分类及其特点。

3. 简述营养状态的评估方法,如何判断营养状态?

四、单项选择题

1. 关于发育与体型正确的是
   A. 发育正常与否通过智力的高低来判断
   B. 体型是身体各部发育的外观表现
   C. 性腺分泌对体格发育无影响
   D. 判断发育正常与否,体格成长状态是唯一的条件
   E. 机体的发育与遗传无关

2. 判断营养状态的好坏最简便而迅速的方法
   A. 皮肤弹性   B. 皮下脂肪充实的程度   C. 肌肉的发育
   D. 毛发的多少   E. 体重

3. 某女性患者,面色晦暗,双颊紫红,口唇轻度发绀为何种面容
   A. 急性面容   B. 肝病面容   C. 肾病面容
   D. 二尖瓣面容   E. 慢性面容

4. 某患者气促,诊断为右侧大量胸腔积液。该患者多采用何种体位
   A. 自主体位   B. 被动体位   C. 强迫坐位
   D. 右侧卧位   E. 左侧卧位

5. 脊柱疾病患者为减轻疼痛采取的强迫体位是
   A. 仰卧位   B. 俯卧位   C. 前倾位
   D. 膝胸位   E. 坐立位

6. 患者采取屈膝仰卧位常见于下列哪种疾病
   A. 大量心包积液   B. 大量胸腔积液   C. 肾绞痛
   D. 腹膜炎   E. 脊柱损伤

7. 库欣综合征特征性面容是
   A. 肝病面容   B. 黏液性水肿面容   C. 苦笑面容
   D. 满月面容   E. 二尖瓣面容

8. 面色晦暗,额部、鼻背、双颊有褐色色素沉着,称为

    A. 慢性病容   B. 伤寒面容   C. 急性病容

    D. 危重病容   E. 肝病面容

9. 以下哪种疾病情况不会引起性征的改变

    A. 肾上腺皮质肿瘤   B. 肺结核   C. 肝硬化

    D. 支气管肺癌   E. 长期服用肾上腺皮质激素

10. 面颊潮红、兴奋不安,口唇疱疹、呼吸急促、表情痛苦、呻吟等,称为

    A. 慢性病容   B. 满月病容   C. 急性病容

    D. 甲亢面容   E. 二尖瓣病容

11. 行走时身体左右摇摆如鸭步,称为

    A. 醉酒步态   B. 共济失调步态   C. 跨阈步态

    D. 慌张步态   E. 蹒跚步态

12. 患者患足下垂,行走时高抬下肢才可起步,见于

    A. 小脑疾病   B. 震颤麻痹   C. 腓总神经麻痹

    D. 脑瘫   E. 肌营养不良

（叶锡勇）

第三节　皮肤、黏膜及浅表淋巴结评估

【学习精要】

一、本节考点

1. 皮肤、黏膜及浅表淋巴结评估内容与方法。

2. 皮肤、黏膜及浅表淋巴结评估异常表现及其临床意义。

二、重点与难点解析

（一）皮肤评估

1. 颜色

（1）苍白:见于惊恐、寒冷、休克、虚脱以及主动脉瓣关闭不全。

（2）发红:由于毛细血管扩张、血流加速或红细胞量增多所致。病理情况下见于发热性疾病,或阿托品、一氧化碳中毒等。

（3）发绀:主要为单位容积血液中还原血红蛋白量增高所致。

（4）黄染:主要见于黄疸,血中胆红素浓度超过 17.1μmol/L 所致。常见于胆道阻塞、肝细胞损害或溶血性疾病。

（5）色素沉着:因表皮内层黑色素增加所致部分或全身皮肤色泽加深,称色素沉着。

2. 湿度　手脚皮肤发凉而大汗淋漓称为冷汗,见于休克、虚脱等。夜间睡后出汗称为盗汗,是结核病的重要征象。无汗时皮肤异常干燥,见于维生素 A 缺乏症、硬皮病、尿毒症和脱水。

3. 温度　全身皮肤发热见于发热、甲状腺功能亢进。发凉见于休克、甲状腺功能减退症等。

4. 弹性　弹性减弱时皮肤皱褶平复缓慢,见于长期消耗性疾病或重度脱水的病人。

5. 皮疹　常见皮疹如下:

（1）斑疹：为只有局部皮肤颜色变化而不隆起的皮疹，见于丹毒、风湿性多形性红斑。玫瑰疹为鲜红色圆形斑疹，直径为 2～3mm，多出现于胸、腹部，是伤寒或副伤寒的特征性皮疹。

（2）丘疹：局部皮肤颜色改变，坚实突出于皮肤表面，见于麻疹、药物疹、猩红热等。

（3）斑丘疹：丘疹周围有皮肤发红的底盘，称斑丘疹，见于风疹、药物疹、猩红热等。

（4）荨麻疹：为隆起皮面，苍白色或红色、大小不等的水肿性的皮疹，常伴瘙痒，由速发性皮肤变态反应所致，常见于异体蛋白质性食物或药物过敏。

6. 压疮　又称压力性溃疡，为局部组织长期受压，发生持续缺血、缺氧、营养不良所致的皮肤损害。易发生于枕部、耳廓、肩胛部、脊柱、肘部、髋部、骶尾部、膝关节内外侧、内外踝、足跟等身体受压较大的骨突部位。

7. 皮肤、黏膜出血　皮肤黏膜出血见于出血性疾病、重症感染、某些中毒及外伤。

8. 蜘蛛痣　为皮肤小动脉末端分支性扩张所形成的血管痣，直径从帽针头至数厘米不等，形似蜘蛛。主要出现于上腔静脉分布的区域内，如面、颈、手背、上臂、前胸和肩部等处。其发生一般认为与体内雌激素增高有关，见于慢性肝炎、肝硬化。此外，慢性肝病者手掌的鱼际、小鱼际处常发红，压之褪色，称肝掌。

9. 水肿　根据水肿的轻重程度不等，可分为：

轻度：仅于眼睑、踝部及胫骨前皮下组织，指压后有轻度凹陷，平复缓慢。

中度：全身软组织均可见明显水肿，指压后出现较深凹陷，平复缓慢。

重度：全身严重水肿，低垂部位皮肤紧张发亮，甚至有液体渗出，胸、腹腔可有积液，外阴部也可有明显水肿。

（二）浅表淋巴结评估

正常浅表淋巴结很小，直径多在 0.5cm 以内，质地柔软，表面光滑，与周围组织无粘连，无压痛，不易触及。淋巴结肿大的意义：

1. 局部淋巴结肿大　可见于：①非特异性淋巴结炎：肿大的淋巴结一般有压痛，质软，无粘连，由所属部位的急慢性炎症引起；②淋巴结结核：常发生在颈部，质稍硬，大小不等，可相互粘连，或与周围组织粘连，晚期破溃后形成瘘管；③恶性肿瘤淋巴结转移：胃癌或食管癌多向左锁骨上转移，称 Virchow 淋巴结；肺癌多向右锁骨上淋巴结转移；腋下淋巴结肿大见于乳腺癌转移；颈部淋巴结肿大可见于鼻咽癌转移。

2. 全身淋巴结肿大　可见于淋巴瘤、白血病、传染性单核细胞增多症等。

【必会技能】

一、皮肤、黏膜及浅表淋巴结评估方法

1. 皮肤评估　与身体其他部位评估同时进行。评估方法主要靠视诊，有时需配合触诊才能获得更清楚的印象。评估时不要遗漏黏膜、毛发等部位。

（1）颜色：皮肤颜色与色素量、血液充盈度及皮下脂肪的厚薄有关。

（2）湿度：皮肤温度与汗腺分泌功能有关，在气温高、湿度大的环境中，出汗增多是正常的生理调节功能。病理情况下可有出汗过多或无汗。

（3）温度：评估者以指背触摸被评估者皮肤评估皮肤温度。

（4）弹性：评估时常取手背或上臂内侧部位，用示指和拇指将皮肤捏起，正常人于松手后皮肤皱褶迅速平复。

（5）皮疹：发现皮疹时应注意其部位、出现与消失的时间、发展顺序、形态大小、平坦或隆起、颜色、压之是否褪色及有无瘙痒脱屑。

（6）压疮：压疮的评估包括

1）危险因素评估：包括感觉或运动障碍、潮湿、心功能不全、休克、营养不良、老年、消瘦、水肿等促成压疮形成的疾病因素；精神压抑、消沉、缺乏自我护理意念、家中缺乏照护等心理、社会因素，以及不甚理想的医疗设施、人力、护理技术等医源性因素。

2）压疮评估：已发生的压疮，应根据组织损伤程度对其进行分期评估，并对影响愈合的因素进行评估。压疮分4期：①淤血红肿期：此期皮肤红肿，有触痛。②炎性浸润期：红肿扩大、变硬、表面由红转紫，并有水疱形成。③浅表溃疡期：水疱逐渐扩大、溃破，继发感染。④坏死溃疡期：坏死组织侵入真皮下层和肌肉层，感染向深部扩展，可破坏深筋膜，继而破坏骨膜及骨质。

（7）皮肤、黏膜出血：可呈不同形态，直径小于2mm称为瘀点，直径3~5mm为紫癜，直径5mm以上为瘀斑，片状出血伴皮肤显著隆起者为血肿。瘀点及紫癜压之不褪色。

（8）蜘蛛痣：评估时用火柴杆压迫痣中心，可见其辐射状小血管网消失，去除压力后又复出现。

（9）水肿：以指压局部组织后出现凹陷，为凹陷性水肿。黏液性水肿及象皮肿可见组织明显肿胀，但指压后局部组织无凹陷，为非凹陷性水肿。

2. 浅表淋巴结评估　被评估者最好取坐位，也可取仰卧位，受检部位充分放松。评估者可站在被评估者对面，四指并拢紧贴评估部位，由浅入深进行滑动触摸，自上而下，按耳前、耳后、乳突区、枕骨下区、颈后三角、颈前三角、锁骨上窝、滑车上、腹股沟、腘窝等顺序进行。评估颈部时嘱被评估者头稍低，使皮肤、肌肉放松，用双手进行触诊，左手触诊右侧，右手触诊左侧。评估腋窝时，评估者以左前臂扶持被评估者左前臂使其稍外展，以右手评估左侧，触诊腋窝前臂、侧臂及顶部，同时以左手手指触摸被评估者左滑车上淋巴结，重复以上动作评估右腋窝及右滑车上淋巴结。触及肿大的淋巴结时应注意大小、数目、硬度、压痛、活动度，有无粘连，局部有无红肿、瘢痕、瘘管等，同时寻找引起淋巴结肿大的原发病灶。

二、皮肤、黏膜及浅表淋巴结评估操作流程

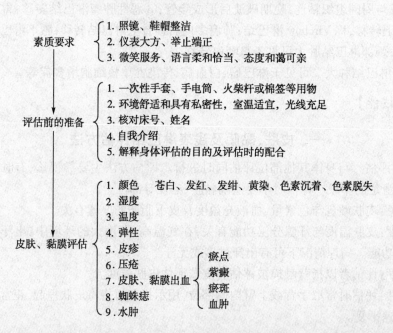

素质要求
1. 照镜、鞋帽整洁
2. 仪表大方、举止端正
3. 微笑服务、语言柔和恰当、态度和蔼可亲

评估前的准备
1. 一次性手套、手电筒、火柴杆或棉签等用物
2. 环境舒适和具有私密性，室温适宜，光线充足
3. 核对床号、姓名
4. 自我介绍
5. 解释身体评估的目的及评估时的配合

皮肤、黏膜评估
1. 颜色　苍白、发红、发绀、黄染、色素沉着、色素脱失
2. 湿度
3. 温度
4. 弹性
5. 皮疹
6. 压疮
7. 皮肤、黏膜出血　瘀点、紫癜、瘀斑、血肿
8. 蜘蛛痣
9. 水肿

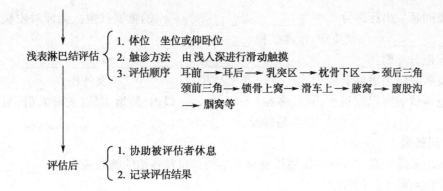

浅表淋巴结评估 { 1. 体位　坐位或仰卧位
2. 触诊方法　由浅入深进行滑动触摸
3. 评估顺序　耳前 ⟶ 耳后 ⟶ 乳突区 ⟶ 枕骨下区 ⟶ 颈后三角
颈前三角 ⟶ 锁骨上窝 ⟶ 滑车上 ⟶ 腋窝 ⟶ 腹股沟
⟶ 腘窝等

评估后 { 1. 协助被评估者休息
2. 记录评估结果

三、身体评估评分表

皮肤、黏膜及浅表淋巴结评估评分表

护生姓名：　　　　　　　　　班级：　　　　　　　　　学号：

项目	具体内容	标准分	实得分
素质要求	鞋帽整洁、仪表大方、举止端正、微笑服务、语言柔和恰当、态度和蔼可亲	5	
评估前的准备	一次性手套、手电筒、火柴杆或棉签等用物准备	2	
	环境舒适和具有私密性，室温适宜，光线充足	2	
	核对床号、姓名	2	
	自我介绍	2	
	解释评估目的及评估时的配合	2	
皮肤、黏膜评估	方法正确、能识别异常体征及临床意义	40	
浅表淋巴结评估	方法正确、能识别异常体征及临床意义	40	
评估后	协助被评估者休息、记录评估结果	5	
考核结论	通过□	总得分	
	基本合格□		
	不合格□		

考核教师：

考核日期：

【护考训练】

一、名词解释

1. 发绀　2. 玫瑰疹　3. 斑丘疹　4. 荨麻疹　5. 压疮　6. 紫癜　7. 瘀斑　8. 蜘蛛痣
9. 肝掌　10. 水肿

二、填空题

1. 皮肤颜色与＿＿＿＿＿＿、＿＿＿＿＿＿及＿＿＿＿＿＿的厚薄有关。

2. 黄染常见于＿＿＿＿＿＿、＿＿＿＿＿＿或＿＿＿＿＿＿。

3. 夜间睡后出汗称为_____,是_____的重要征象。无汗时皮肤异常干燥,见于_____、硬皮病、尿毒症和_____。

4. 压疮分 4 期:_____、_____、_____和_____。

5. 皮肤黏膜出血见于_____、重症感染、_____及外伤。

6. 正常浅表淋巴结很小,直径多在_____以内,质地柔软、表面光滑,与周围组织_____,_____,不易触及。

三、问答题

1. 压疮危险因素有哪些?简述压疮易发生的部位及各期的临床表现。

2. 如何判断水肿的程度?

3. 试述浅表淋巴结评估的顺序及浅表淋巴结肿大的临床意义。

四、选择题

A 型题

1. 紫绀易观察部位不包括

    A. 鼻尖　　　　　　　　B. 耳垂　　　　　　　　C. 口唇

    D. 四肢　　　　　　　　E. 甲床

2. 当毛细血管血液的还原血红蛋白超过下列何值,皮肤黏膜可出现发绀:

    A. 20g/L　　　　　　　B. 30g/L　　　　　　　C. 40g/L

    D. 50g/L　　　　　　　E. 60g/L

3. 关于皮肤黏膜出血不正确的是

    A. 出血点 <2mm　　　　B. 紫癜 3～5mm　　　　C. 瘀斑 >5mm

    D. 瘀斑 >10mm　　　　　E. 血肿 >5mm 高出皮面

4. 以下哪项不是轻度水肿的特点

    A. 仅见于眼睑　　　　　　　　　B. 见于胫前、踝部皮下组织

    C. 指压后轻度凹陷　　　　　　　D. 指压后平复较快

    E. 指压后较深凹陷

5. 皮肤黏膜红色斑点,压之不褪色,称为

    A. 蜘蛛痣　　　　　　　B. 紫癜　　　　　　　　C. 斑疹

    D. 斑丘疹　　　　　　　E. 小红疹

6. 皮肤颜色与下列哪项因素无关

    A. 皮下脂肪厚薄　　　　B. 血液的充盈程度　　　C. 色素量的多少

    D. 毛细血管的分布　　　E. 年龄

7. 关于蜘蛛痣,下列哪项不正确

    A. 常见于慢性肝炎或肝硬化　　　B. 是小动脉末端分支性扩张形成的血管痣

    C. 常见于面部、颈、胸、背、上肢　　D. 健康的妇女妊娠时也可出现

    E. 出现蜘蛛痣均有临床意义

8. 发绀是由于

    A. 毛细血管扩张充血　　　　　　B. 红细胞数量增多

    C. 红细胞数量减少　　　　　　　D. 血液中还原血红蛋白增多

    E. 毛细血管血流加速

9. 下列哪种病人临床上不出现紫绀

A. 肺炎　　　　　　　　B. 严重贫血　　　　　　C. 气胸

D. 急性左心衰　　　　　E. 肺心病

10. 皮肤异常干燥见于

　　A. 虚脱　　　　　　　　B. 休克　　　　　　　　C. 甲状腺功能亢进

　　D. 风湿热　　　　　　　E. 脱水

11. 过多食用含有胡萝卜素的食物可使皮肤黄染,但一般不发生于

　　A. 足底　　　　　　　　B. 前额　　　　　　　　C. 手掌

　　D. 巩膜和口腔黏膜　　　E. 鼻部和双颊部

12. 正常人表浅淋巴结直径通常为

　　A. 直径大于 0.5cm　　　　　　　B. 直径多在 0.2～0.5cm 之间

　　C. 直径小于 0.2mm　　　　　　　D. 直径在 0.5～1.0cm 之间

　　E. 直径大于 1.0cm

13. 淋巴结结核常发生在

　　A. 颌下　　　　　　　　B. 腋窝　　　　　　　　C. 颈部

　　D. 锁骨上窝　　　　　　E. 腹股沟

14. 当左侧锁骨上窝淋巴结肿大时,考虑

　　A. 鼻咽癌转移　　　　　B. 胃癌、食管癌转移　　C. 肺癌转移

　　D. 甲状腺癌转移　　　　E. 胸膜间皮瘤转移

15. 下述关于恶性肿瘤淋巴结转移的描述不正确的是

　　A. 质地坚硬　　　　　　B. 与周围组织粘连　　　C. 有压痛

　　D. 表面不光滑　　　　　E. 不易推动

16. 患者,男性,68 岁。胸部 X 线检查示左上肺有一密度增高影,诊断为原发性支气管肺癌。该患者淋巴结转移常为

　　A. 左颈部淋巴结群　　　B. 右颈部淋巴结群　　　C. 左锁骨上窝淋巴结群

　　D. 右锁骨上窝淋巴结群　E. 腋下淋巴结群

(叶锡勇)

第四节　头、面部和颈部评估

【学习精要】

一、本 节 考 点

1. 头、面部和颈部评估内容与方法。

2. 头、面部和颈部评估异常表现及其临床意义。

二、重点与难点解析

(一) 头部

头颅的大小、外形变化是一些疾病的典型特征,临床常见的有:

1. 小颅　小儿囟门多在 12～18 个月内闭合,如过早闭合即可形成小颅畸形,常伴有大

脑发育不全。

2. 巨颅 头颅增大,若伴有颜面很小,头皮静脉充盈,双目下视,见于脑积水。

3. 方颅 头顶平坦呈方形,多见于佝偻病。

（二）面部

1. 眼 瞳孔的形状和大小:正常瞳孔是圆形,双侧等大等圆,直径为 3～4mm。病理情况下,瞳孔缩小见于虹膜炎症、中毒如有机磷农药、毒蕈中毒、药物反应如毛果芸香碱、吗啡、氯丙嗪等;瞳孔扩大见于外伤、视神经萎缩、药物影响如使用阿托品、可卡因等;瞳孔大小不等,提示有颅内病变如脑外伤、脑肿瘤、脑疝等。如双侧瞳孔大小不等且伴有对光反射减弱或消失以及意识不清,往往为中脑功能损害的表现。

2. 口腔气味 糖尿病酮症酸中毒时,可有烂苹果味;尿毒症时可有尿素味;有机磷农药中毒时可有大蒜味;肝病时可有肝臭味。

（三）颈部

1. 颈部外形与活动 颈部向一侧偏斜称斜颈,见于先天性颈肌挛缩或斜颈。颈向前倾,甚至头不能抬起,见于重度消耗性疾病晚期、重症肌无力等。颈部活动受限伴疼痛,见于颈椎疾病、软组织炎症、颈肌扭伤等。颈项强直为脑膜刺激征,见于脑膜炎、蛛网膜下腔出血等。

2. 颈部血管

（1）颈静脉怒张:提示静脉压增高,见于右心衰竭、心包积液、缩窄性心包炎、上腔静脉阻塞综合征。

（2）颈动脉搏动:见于高血压、主动脉瓣关闭不全、甲状腺功能亢进及严重贫血。

（3）颈静脉搏动:正常情况下不会出现颈静脉搏动,三尖瓣关闭不全伴颈静脉怒张时,可见颈静脉搏动。

3. 甲状腺 甲状腺肿大可分为三度:Ⅰ度为不能看到但能触及者;Ⅱ度为能看到肿大的甲状腺又能触及,但在胸锁乳突肌以内者;Ⅲ度为超过胸锁乳突肌外缘者。甲状腺肿大常见于单纯性甲状腺肿、甲状腺功能亢进或甲状腺肿瘤等。

4. 气管 一侧胸腔积液、积气、纵隔肿瘤时,气管向健侧移位;肺不张、肺纤维化、胸膜增厚粘连时,气管向患侧移位。

【必会技能】

一、头、面部和颈部评估方法

（一）头部

1. 头发 注意头发的颜色、数量、分布、质地,有无脱发。

2. 头皮 观察有无头皮屑、头癣、炎症、外伤及瘢痕等。

3. 头颅 大小以头围来衡量,测量时以软尺自眉间绕到颅后通过枕骨粗隆。

（二）面部评估

1. 眼 评估时从外向内按一定顺序进行。

（1）眼睑:评估有无睑内翻、上睑下垂、眼睑闭合障碍、眼睑水肿等。

（2）瞳孔:评估瞳孔时应注意其形态、大小、双侧是否等大、等圆,对光反射、调节反射等。

对光反射:分直接对光反射和间接对光反射。评估时嘱被评估者注视正前方,通常用手电筒照射病人一侧瞳孔,被照的瞳孔立即收缩,移除光照后很快复原,称直接对光反射灵敏。评估者以手隔开两眼,光照一侧瞳孔,另一侧也同时收缩者,称间接对光反射灵敏。对光反射迟钝见于脑炎、脑膜炎、脑血管病等,完全消失见于深昏迷患者,提示病情危重。

2. 耳　注意外耳有无畸形,耳道是否通畅,有无耵聍栓、分泌物,乳突有无红肿、压痛,并进行测试。

3. 鼻

(1)评估鼻外观时应注意其形状、颜色、有无皮疹等。

(2)评估时应注意鼻腔是否通畅,有无分泌物,黏膜有无红肿、糜烂、溃疡等,鼻中隔有无偏移。

(3)评估各鼻窦区压痛时,评估者用双手拇指分别按压两侧鼻窦,其余四指置于两侧固定头部。

4. 口

(1)口唇:正常人口唇红润。评估时注意口唇颜色,有无疱疹,口角有无糜烂及歪斜等。

(2)口腔黏膜:正常人口腔黏膜光泽呈粉红色,评估时有无色素沉着、瘀点、瘀斑、溃疡及出血等。

(3)牙及牙龈:注意有无缺齿、龋齿等,牙龈有无充血、水肿、溢脓、萎缩等。

(4)舌:注意舌质、舌苔及舌的活动情况等。

(5)咽及扁桃体:扁桃体炎时,腺体红肿、增大,隐窝内有黄白色分泌物,或渗出物形成的苔片状假膜,很易剥离。扁桃体增大一般分为三度:不超过咽腭弓者为Ⅰ度;超过咽腭弓者为Ⅱ度;达到或超过咽后壁中线者为Ⅲ度。

5. 腮腺　正常腮腺不易触及,在腮腺肿大时,可看到以耳垂为中心的隆起,并可触及边缘不明显的包块,多见于急性流行性腮腺炎、腮腺肿瘤等疾病。

(三)颈部

1. 颈部外形与活动　正常人颈部两侧对称,活动自如。

2. 颈部血管　重点观察有无颈静脉怒张、颈动脉搏动和颈静脉搏动。

(1)颈静脉怒张:正常人立位或坐位时,颈外静脉不显露。平卧时稍见充盈,但限于锁骨上缘至下颌角连线的下2/3内。若取45°角半卧位,颈静脉充盈超过正常水平,或坐位、立位时见颈静脉充盈,称为颈静脉怒张。

(2)颈动脉搏动:正常人静息状态下看不见颈动脉搏动。如在静息状态下出现明显的颈动脉搏动,提示脉压增宽。

(3)颈静脉搏动:正常情况下不会出现颈静脉搏动,三尖瓣关闭不全伴颈静脉怒张时,可见颈静脉搏动。

3. 甲状腺　甲状腺位于甲状软骨下方,正常时表面光滑、柔软不易触及,在做吞咽动作时可随吞咽上下移动。凡能看到或能触及甲状腺均提示甲状腺肿大。甲状腺评估按视、触、听诊的顺序进行。

(1)视诊:被评估者取坐位,头稍后仰,做吞咽动作,观察甲状腺有无肿大及是否对称。青春发育期女性可略增大,属正常现象。

(2)触诊:评估者位于被评估者背后,双手拇指置于被评估者颈部,评估右叶时,左手示指及中指将甲状腺轻推至右侧,右手示、中、环指触摸甲状腺大小、形态、质地,有无结节、压痛及震颤。用同法评估左侧。或位于患者前面,评估者左手拇指置于甲状腺软骨下气管右侧向左轻推右叶,左手三指触摸甲状腺右叶。换手评估左叶。触及肿大的甲状腺时,嘱患者做吞咽动作,则其可随吞咽上下移动。应注意肿大的程度、质地、表面是否光滑、有无震颤及压痛。

(3)听诊:触及肿大的甲状腺时应以钟型听诊器置于肿大的甲状腺上进行听诊。甲状腺功能亢进时,可闻及连续性血管杂音。

4. 气管 被评估者取坐位或仰卧位,评估者将右手示指与环指分别置于两侧胸锁关节上,中指位于胸骨上窝触及气管,观察中指与示指和环指间的距离。正常人两侧距离相等,示气管居中。两侧距离不等示气管移位。

二、头、面部和颈部评估操作流程

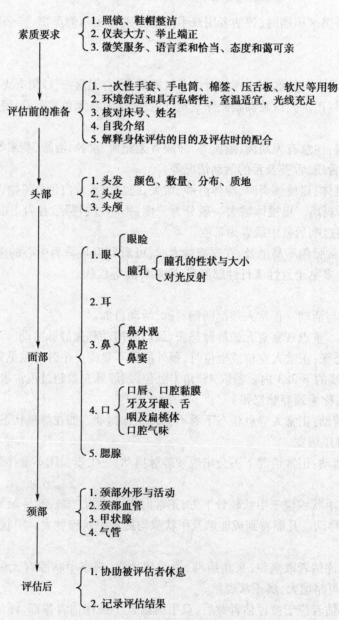

素质要求
1. 照镜、鞋帽整洁
2. 仪表大方、举止端正
3. 微笑服务、语言柔和恰当、态度和蔼可亲

评估前的准备
1. 一次性手套、手电筒、棉签、压舌板、软尺等用物
2. 环境舒适和具有私密性,室温适宜,光线充足
3. 核对床号、姓名
4. 自我介绍
5. 解释身体评估的目的及评估时的配合

头部
1. 头发 颜色、数量、分布、质地
2. 头皮
3. 头颅

面部
1. 眼
  眼睑
  瞳孔
    瞳孔的性状与大小
    对光反射
2. 耳
3. 鼻
  鼻外观
  鼻腔
  鼻窦
4. 口
  口唇、口腔黏膜
  牙及牙龈、舌
  咽及扁桃体
  口腔气味
5. 腮腺

颈部
1. 颈部外形与活动
2. 颈部血管
3. 甲状腺
4. 气管

评估后
1. 协助被评估者休息
2. 记录评估结果

三、身体评估评分表

头、面部和颈部评估评分表

护生姓名：　　　　　　　　　　班级：　　　　　　　　　学号：

项目	具体内容	标准分	实得分
素质要求	鞋帽整洁、仪表大方、举止端正、微笑服务、语言柔和恰当、态度和蔼可亲	5	
评估前的准备	一次性手套、手电筒、棉签、压舌板、软尺等用物准备	2	
	环境舒适和具有私密性，室温适宜，光线充足	2	
	核对床号、姓名	2	
	自我介绍	2	
	解释评估目的及评估时的配合	2	
头部评估	方法正确、能识别异常体征及临床意义	20	
面部评估	方法正确、能识别异常体征及临床意义	30	
颈部评估	方法正确、能识别异常体征及临床意义	30	
评估后	协助被评估者休息、记录评估结果	5	
考核结论	通过□	总得分	
	基本合格□		
	不合格□		

考核教师：

考核日期：

【护考训练】

一、名词解释

1. 小颅　2. 巨颅　3. 方颅　4. 睑内翻　5. 斜颈　6. 颈静脉怒张

二、填空题

1. 头颅大小以_____来衡量，测量时以软尺自_____绕到颅后通过_____。

2. 评估瞳孔时应注意其_____、_____、双侧是否_____，_____等。正常瞳孔直径为_____。

3. 单侧眼睑闭合障碍见于_____；双侧眼睑闭合障碍可见于_____。

4. 凡能看到或能触及甲状腺均提示_____。甲状腺评估按_____的顺序进行。甲状腺功能亢进时，可闻及连续性_____。

5. 一侧胸腔积液、积气，气管向_____移位；肺不张、肺纤维化、胸膜增厚粘连时，气管向_____移位。

三、简答题

1. 简述瞳孔大小改变的临床意义。
2. 简述瞳孔对光反射的评估方法及其临床意义。
3. 如何判断扁桃体肿大的程度？
4. 简述颈部血管的评估方法及颈静脉怒张的临床意义。

四、单项选择题

1. 小颅主要是下列原因引起
   - A. 囟门过早闭合
   - B. 矢状缝与冠状缝过早闭合
   - C. 缺钙所致
   - D. 脑积水
   - E. 先天发育不良

2. 脑积水常见于
   - A. 方颅
   - B. 尖颅
   - C. 巨颅
   - D. 塔颅
   - E. 长颅

3. 下列哪种疾病出现方颅
   - A. 脑积水
   - B. 佝偻病
   - C. 肢端肥大症
   - D. 先天愚型
   - E. 先天性梅毒

4. 瞳孔正常直径为
   - A. 2~5mm
   - B. 1~2mm
   - C. 3~4mm
   - D. 5~6mm
   - E. 3~5mm

5. 气管移位不见于以下哪个疾病
   - A. 右侧气胸
   - B. 左侧胸腔积液
   - C. 左侧胸膜粘连肥厚
   - D. 右肺纤维化
   - E. 肺气肿

6. 扁桃体Ⅱ度肿大的正确描述为
   - A. 超过舌腭弓
   - B. 超过咽腭弓
   - C. 超过舌腭弓不超过咽腭弓
   - D. 超过咽腭弓不超过腭垂
   - E. 超过腭垂

7. 甲状腺Ⅲ度肿大,是指
   - A. 能看到肿大又能触及,但在胸锁乳突肌内侧
   - B. 不能看见,但能触及
   - C. 看不到又触不到
   - D. 能看到又能触及,并超过胸锁乳突肌
   - E. 能看到又能触及,且超过甲状软骨上缘

8. 意识障碍伴瞳孔缩小可见于
   - A. 颠茄类中毒
   - B. 有机磷农药中毒
   - C. 酒精中毒
   - D. 氰化物中毒
   - E. 癫痫

9. 一侧胸腔积液积气,纵隔肿瘤,气管移向
   - A. 健侧
   - B. 患侧
   - C. 左边
   - D. 右边
   - E. 不移位

10. 气管向健侧移位见于下列疾病,除了
    - A. 心包积液
    - B. 大量胸腔积液
    - C. 气胸

D. 单侧甲状腺肿大　　　E. 纵隔肿瘤

11. 在病理情况下瞳孔大小可发生变化,哪一种情况不会引起瞳孔缩小

　　A. 毛果芸香碱药物影响　　B. 吗啡药物影响　　　　C. 阿托品药物影响

　　D. 毒蕈中毒　　　　　　　E. 有机磷农药中毒

(叶锡勇)

第五节　胸部评估

【学习精要】

一、本节考点

1. 胸部评估的内容与方法。

2. 胸部评估的异常表现及其临床意义。

二、重点与难点解析

(一)胸壁、胸廓与乳房

1. 胸壁

(1)静脉:正常胸壁无明显静脉可见,当上腔静脉或下腔静脉阻塞建立侧支循环时,胸壁静脉可充盈、曲张。上腔静脉阻塞时,其血流方向自上而下;下腔静脉阻塞时,其血流方向自下向上。

(2)皮下气肿:皮下组织有气体积存时,称为皮下气肿。多由气管、肺、胸膜受损,气体从病变部位逸出,积于皮下所致。

(3)胸壁压痛:正常胸壁无压痛。胸壁部位有压痛,见于肋间神经炎、肋软骨炎、肋骨骨折等;骨髓异常增生时,胸骨有压痛和叩击痛,见于白血病。

(4)肋间隙:应注意肋间隙有无回缩或膨隆。在吸气时肋间隙回缩,见于呼吸道阻塞等;肋间隙饱满或膨隆,见于大量胸腔积液、张力性气胸、肺气肿等。

2. 胸廓　正常胸廓两侧大致对称,呈椭圆形。成人胸廓前后径较左右横径短,两者的比例约为1∶1.5。常见的异常胸廓有扁平胸、桶状胸、佝偻病胸、鸡胸、漏斗胸等。单侧胸廓膨隆,见于大量胸腔积液、气胸等;胸壁局限性隆起,见于心脏扩大、心包积液等;胸腔局限性凹陷,见于肺不张、广泛性胸膜粘连等。严重脊柱畸形可有脊柱前凸、后凸或侧凸,常见于脊柱结核等。

3. 乳房

(1)视诊

1)对称性:正常情况下两侧乳房基本对称。

2)表面情况:皮肤深红色、浅表血管清晰不伴热、痛,提示乳腺癌,局部皮肤可呈“橘皮样”改变。

3)乳头和乳晕:除哺乳期外,凡出现乳头溢液多为异常现象。

(2)触诊:如有肿块存在应描述其特征:①部位;②大小:以 cm^3 来描述;③形状:如圆形、椭圆形、长条形或不规则形;④硬度:软、囊性还是坚硬;⑤表面光滑度:表面是光滑,还是高

低不平;是否粗糙或不规则;⑥活动度:肿块是否能推动,活动程度的大小;⑦压痛:有无压痛;⑧周边情况:边界是否清楚,与周围皮肤及组织有无粘连。

(3)乳房的常见病变:急性乳腺炎、乳房肿瘤等。

(二)肺和胸膜

肺和胸膜的评估包括视诊、触诊、叩诊和听诊四个部分。

1. 视诊

(1)呼吸运动:当呼吸系统病变时,胸式呼吸运动减弱而腹式呼吸运动增强;腹部病变时,腹式呼吸运动减弱而胸式呼吸运动增强。剧烈运动、代谢性酸中毒时,双侧呼吸运动增强;肺气肿、双侧胸腔积液和呼吸肌麻痹时,双侧呼吸运动减弱;单侧大量胸腔积液、气胸时,病侧呼吸运动可减弱或消失,而健侧呼吸运动呈代偿性增强。

(2)呼吸困难

1)吸气性呼吸困难:喉、气管狭窄或梗阻时,表现为吸气费力,吸气时间延长,严重时可出现"三凹征",即胸骨上窝、锁骨上窝及肋间隙在吸气时有明显凹陷。见于喉头水肿、气管异物等。

2)呼气性呼吸困难:下呼吸道阻塞时,表现为呼气费力,呼气时间延长。见于支气管哮喘、阻塞性肺气肿等。

3)混合性呼吸困难:肺部广泛病变时,吸气和呼气均费力,呼吸浅而快。见于肺炎链球菌肺炎、大量胸腔积液等。

(3)呼吸频率:正常成人静息状态下,呼吸频率为 16~20 次/分,呼吸与脉搏的比为 1:4。常见呼吸频率改变有:

1)呼吸过速:指呼吸频率大于 24 次/分。见于发热、疼痛、贫血及甲状腺功能亢进症等。

2)呼吸过缓:指呼吸频率小于 12 次/分。见于麻醉、镇静剂过量和颅内压增高等。

(4)呼吸节律:常见呼吸节律改变有潮式呼吸、间停呼吸,这两种呼吸节律的变化都是呼吸中枢兴奋性降低所致,见于脑炎、脑膜炎及巴比妥中毒等。

(5)呼吸深度:呼吸深慢见于严重代谢性酸中毒者。这种深而长的呼吸,又称 Kussmaul 呼吸。

2. 触诊

(1)胸廓扩张度:即呼吸时胸廓动度,若一侧胸廓扩张度受限,见于大量胸腔积液、气胸、胸膜增厚和肺不张等。

(2)语音震颤:①语音震颤增强:见于肺实变,如肺炎球菌性肺炎实变期;肺组织内有接近胸壁的大空洞,如空洞型肺结核。②语音震颤减弱或消失:见于肺泡内含气较多,如肺气肿;支气管阻塞,如阻塞性肺不张;胸腔积液;气胸;胸膜粘连肥厚及胸壁皮下气肿等。

(3)胸膜摩擦感:见于纤维素性胸膜炎。

3. 叩诊

(1)正常胸部叩诊音:正常肺泡部位叩诊为清音;肺组织遮盖心脏、肝脏实质脏器部位的叩诊音为浊音。

(2)肺界的叩诊:①肺上界变宽,叩诊呈过清音,见于肺气肿的病人;②肺下界上移,见于肺不张、肺纤维化、大量腹水等;肺下界下移,见于肺气肿等;③肺下界移动度:肺下界移动度减小,见于肺炎、肺水肿、肺气肿、肺不张等。若大量胸腔积液、气胸、广泛胸膜粘连时,肺下界移动度不能叩出。

（3）肺部异常叩诊音：正常的肺脏，除遮盖心、肝部分外，叩诊时均为清音，如出现浊音、实音、鼓音或过清音则为异常叩诊音，提示肺及胸膜、胸壁的病理改变。

4. 听诊

（1）正常呼吸音：有三种呼吸音，即支气管呼吸音、肺泡呼吸音及支气管肺泡呼吸音。

（2）异常呼吸音

1）异常肺泡呼吸音：①肺泡呼吸音减弱或消失：见于肺气肿、胸腔积液、气胸、胸膜增厚、胸壁水肿、肥胖等。②肺泡呼吸音增强：当一侧肺组织病变引起肺泡呼吸音减弱，健侧肺代偿性肺泡呼吸音增强。③呼吸音粗糙：见于支气管炎、肺炎等。④呼气延长：见于支气管哮喘、慢性阻塞性肺气肿等。

2）异常支气管肺泡呼吸音：常见于支气管肺炎、肺炎球菌肺炎早期、肺结核等。

3）异常支气管呼吸音：常见于肺组织实变、肺内大空洞、压迫性肺不张等。

（3）啰音：按其性质及发生原理可分为干啰音与湿啰音。

1）干啰音临床意义：两肺布满干啰音，见于支气管哮喘、心源性哮喘、慢性喘息性支气管炎等；局部干啰音，见于支气管内膜结核、肿瘤、异物等。

2）湿啰音临床意义：局限于某一部位的湿啰音，见于支气管炎、支气管肺炎、支气管扩张等；局限于两肺底的湿啰音，见于肺淤血、支气管肺炎等；布满两肺的湿啰音，见于急性肺水肿等。

（4）语音共振：语音共振改变的临床意义与语音震颤相同。

（5）胸膜摩擦音：见于结核性胸膜炎、胸膜肿瘤、严重脱水及尿毒症等。

（三）心脏评估

1. 视诊

（1）心前区外形：儿童时期患心脏病且心脏显著增大时，可有心前区隆起。成人患有大量心包积液时，心前区亦可饱满。

（2）心尖搏动：正常人，心尖搏动位于左侧第 5 肋间隙锁骨中线内侧约 0.5~1.0cm 处，搏动范围直径约 2.0~2.5cm。

2. 触诊

（1）心前区搏动：左心室肥大时心尖区徐缓、有力的局限性搏动，并使触诊的手指尖端抬起并停留片刻，称抬举性搏动，为左心室肥大的特征性体征。心尖搏动的凸起冲动标志着心室收缩期的开始，并可以此确定心音、杂音及震颤出现的时期。

（2）震颤：触诊时手掌所感触到的一种微细的震动感，与在猫喉部触到的呼吸震动感相似，故又名"猫喘"，为器质性心血管疾病的特征性体征之一。

（3）心包摩擦感：当心包炎症时，可在心前区触及一种连续性震动感，称为心包摩擦感。在胸骨左缘 3、4 肋间隙处较易触及。

3. 叩诊　目的在于确定心脏及大血管的大小、形状及其在胸腔内的位置。叩诊相对浊音界较绝对浊音界有更重要的意义。

（1）正常心浊音界：正常成人心左界在第 2 肋间几乎与胸骨左缘相合，其下方则逐渐左移并继续向左下形成向外凸起的弧形；心右界几乎与胸骨右缘相合，在第 4 肋间处在胸骨右缘稍外方；左锁骨中线至前正中线的距离为 8~10cm。

（2）心浊音界的改变

1）左心室增大：心浊音区外形呈靴形，称为主动脉型心脏。常见于主动脉瓣关闭不全，亦可见于高血压心脏病。

2）右心室增大：显著扩大时，心浊音界可向左、右两侧扩大，并伴有心脏沿长轴顺钟向转位，故向左增大较为显著，常见于肺心病等。

3）左、右心室增大：心浊音界向两侧增大，且心左界向左向下增大，称为普大型心脏。见于扩张型心肌病、克山病等。

4）左心房或合并肺动脉段扩大：左心房明显增大时，心脏浊音区外形呈梨形，称二尖瓣型心脏。见于二尖瓣狭窄。

5）心包积液：坐位时心浊音界可呈三角烧瓶形。

4. 听诊 内容包括心率、心律、心音、额外心音、杂音和心包摩擦音等。

（1）心率：指每分钟心跳的次数。正常成人心率为 60～100 次/分。

1）心动过速：指成年人心率超过 100 次/分，婴幼儿心率超过 150 次/分。

2）心动过缓：指心率低于 60 次/分。病理情况下，见于颅内压增高、阻塞性黄疸、冠心病及使用普萘洛尔药物过量或中毒等；心率低于 40 次/分，应考虑完全房室传导阻滞的可能。

（2）心律：常见有窦性心律不齐、期前收缩和心房颤动三种。

1）窦性心律不齐：见于儿童和部分青年人，无临床意义。

2）期前收缩：又称过早搏动、简称早搏。以室性早搏多见。如每一次正常心搏动后都有一次过早搏动，称为二联律，若每两次正常心搏后都有一次过早搏动或每一次正常心搏后都有连续两次过早搏动，称为三联律。二联律、三联律多见于洋地黄药物中毒。

3）心房颤动：其听诊特点为：心律完全不规则，快慢不一致；第一心音强弱不一；心率与脉搏不一致，即心率大于脉率，称为脉搏短绌。常见于二尖瓣狭窄、冠心病等。

（3）心音：心音异常包括强度改变、性质改变、心音分裂及额外心音。

额外心音：指在正常心音之外，额外听到的附加心音，与心脏杂音不同，所占的时间较短，多属病理性。①开瓣音：又称二尖瓣开放拍击音。提示二尖瓣瓣膜弹性和活动能力尚好，可作为选择二尖瓣分离术的一个指征；②奔马律：按出现的时间将奔马律分为舒张早期奔马律、舒张中期奔马律及舒张晚期奔马律三种。奔马律的发生往往提示有心肌的高度衰竭或急性心室扩大。常见于心功能不全、冠心病、严重心肌炎及心肌病等。

（4）心脏杂音：是在正常心音和额外心音以外出现的一种持续时间较长，强度、频率不同的夹杂音。

1）杂音强度：收缩期杂音强度通常采用 Levine 6 级分级法，舒张期杂音的分级有人使用此标准，但亦有人只分轻、中、重三级。

Levine 6 级别判断标准：

1 级：很弱，占时短，须在安静环境下仔细听诊才能听出，易被忽略。

2 级：较易听到的弱杂音。

3 级：中等响度的杂音。

4 级：响亮的杂音。

5 级：杂音很响，只需听诊器胸件的一半边缘接触胸壁，即能清楚地听到。

6 级：杂音震耳，听诊器离开胸壁时亦可听到。

2）各瓣膜区杂音临床意义：①二尖瓣区收缩期杂音：包括功能性、相对性和器质性杂音。

功能性杂音较常见,其特点为柔和、呈吹风样,一般在2/6级和以下,见于发热、贫血、甲状腺功能亢进症等;相对性杂音为左心室扩张引起,性质为柔和,呈吹风样,传导不明显,见于高血压心脏病、贫血性心脏病、扩张型心肌病等;器质性杂音,特点为粗糙,呈吹风样,3/6级收缩期杂音及以上,常向左腋下传导,见于二尖瓣关闭不全。②主动脉瓣区收缩期杂音:为粗糙喷射样收缩期杂音,向颈部传导,常伴有震颤,主动脉瓣区第二心音减弱,见于主动脉瓣狭窄。③三尖瓣区收缩期杂音:大多数由右心室扩大引起相对性三尖瓣关闭不全,极少数为器质性。④肺动脉瓣区收缩期杂音:以功能性常见,多见于部分健康儿童及青少年。⑤二尖瓣区舒张期杂音:见于二尖瓣狭窄。⑥主动脉瓣区舒张期杂音:见于主动脉瓣关闭不全。⑦三尖瓣区舒张期杂音:常由于右心室扩大所致相对性三尖瓣狭窄而引起。⑧肺动脉瓣区舒张期杂音:常见于二尖瓣狭窄伴明显肺动脉高压。

(5)心包摩擦音:与呼吸无关,屏气时其摩擦音仍然存在,以此可与胸膜摩擦音相鉴别。当心包积液增多时,心包摩擦音可减弱甚至消失。见于心包炎,急性心肌梗死后、尿毒症等。

(四)血管评估

1. 视诊

(1)肝颈静脉回流征:是右心功能不全的重要体征之一,亦可见于渗出性或缩窄性心包炎。

(2)毛细血管搏动征:见于主动脉瓣关闭不全、甲状腺功能亢进症和严重贫血等。

2. 触诊　常见的脉搏异常及临床意义如下:

(1)速率:正常成人脉率60~100次/分。生理情况下,脉率增快见于劳动、饭后、情绪激动和兴奋等;脉率减慢见于运动员等。

(2)节律:正常人脉搏的节律是规则的,且强弱相等。窦性心律不齐,表现为吸气时脉搏加快,呼气时脉搏减慢,一般无临床意义;各种心律失常,在脉搏上也都可反映出脉律不整;如与期前收缩形成的二联律、三联律时,出现一定规律的不整脉;如心房颤动时,脉搏完全无规律。

(3)强弱或大小:脉搏强弱或大小与心搏出量、脉压和周围血管阻力大小有关。心搏出量增加、脉压增大、周围动脉阻力减低时,脉搏强而振幅大,称为洪脉,见于体力活动、精神兴奋、发热、甲状腺功能亢进症、主动脉瓣关闭不全等。反之,脉搏减弱而振幅小,称为细脉,见于心力衰竭、主动脉瓣狭窄、休克等。

(4)脉搏的形态

1)水冲脉:脉搏骤起骤落,急促而有力。将被评估者的手臂抬高过头,并紧握其腕部掌面,可感到急促有力的冲击,系脉压差增大所致。主要见于主动脉瓣关闭不全、甲状腺功能亢进症、严重贫血等。

2)交替脉:为强弱交替改变而节律规则的脉搏,由心室收缩强弱交替所致,是心功能损害的一个重要体征。见于高血压性心脏病、急性心肌梗死等。

3)奇脉:吸气时脉搏明显减弱或消失,而在呼气终末变强则称为奇脉。见于心包积液或缩窄性心包炎。

4)无脉:脉搏消失,主要见于严重休克和多发性大动脉炎,前者血压测不到,脉搏随之消失;后者因动脉闭塞,相应部位脉搏消失。

(5)动脉壁的情况:动脉硬化明显时,动脉壁变硬、弹性消失、呈条索状,甚至有结节。

3. 血压测量

（1）高血压：成人收缩压达 140mmHg 或以上，和（或）舒张压达 90mmHg 或以上，称高血压。主要见于原发性高血压，也可见于肾脏疾病、肾上腺皮质或髓质肿瘤、颅内压增高等。

（2）低血压：血压低于 90/60mmHg，称低血压。常见于休克、心力衰竭、心脏压塞、肾上腺皮质功能减退症等。

（3）脉压增大或减小：脉压 >40mmHg 为增大，见于主动脉瓣关闭不全、甲状腺功能亢进症、严重贫血等。脉压 <30mmHg 为脉压减小，主要见于休克、主动脉瓣狭窄、心包积液、缩窄性心包炎等。

【必会技能】

一、胸部评估方法

胸部是指颈部以下和腹部以上的区域。胸部评估主要包括胸壁、胸廓、乳房、肺、胸膜、心脏和血管等，为身体评估重要的部分之一。评估应在安静、温暖和光线充足的环境中进行，尽可能暴露全部胸廓，被评估者采取坐位或卧位。评估从前胸部开始，然后再评估两侧胸部及背部，并注意左右对称部位的对比，按视诊、触诊、叩诊、听诊的顺序进行。

（一）胸壁、胸廓与乳房

1. 胸壁 评估胸壁时，除注意其皮肤、营养状态、淋巴结和肌肉发育等外，还应重点评估静脉、皮下气肿、压痛和肋间隙等。用手按压气肿的皮肤，引起气体在皮下移动，触诊时似捻发感或握雪感，听诊时听到类似捻头发的声音。多由气管、肺、胸膜受损，气体从病变部位逸出，积于皮下所致。

2. 胸廓 正常胸廓两侧大致对称，呈椭圆形。成人胸廓前后径较左右横径短，两者的比例约为 1∶1.5。

3. 乳房 正常儿童及男子的乳房一般不明显，乳头位置相当于锁骨中线第 4 肋间隙。评估乳房应安排在专门的评估室，光线明亮，并有家属陪伴，被评估者取坐位或仰卧位，暴露胸部。一般先视诊，再进行触诊。为了描述和记录，以乳头为中心做一水平线和垂直线，把乳房分为外上、外下、内上和内下四个象限。

（1）视诊

1）对称性：正常情况下两侧乳房基本对称。

2）表面情况：注意乳房皮肤的颜色，有无水肿、溃疡、瘢痕及局部回缩等。评估时，嘱被评估者取双手叉腰或双手在颈后交叉，背部后伸，使乳房悬韧带拉紧，有助于早期发现乳房皮肤回缩。

3）乳头和乳晕：观察乳头的位置、大小，两侧是否对称，有无倒置或内翻，有无分泌物等。

（2）触诊

1）触诊方法：被评估者取坐位，先两臂下垂，然后两臂高举超过头部或双手叉腰再行评估。当仰卧位评估时，肩下垫一枕头。其方法为：①先评估健侧乳房，后评估患侧；②评估者的手指并拢，用指腹轻施压力，以旋转或来回滑动进行触诊；③评估左侧乳房时，由外侧上部开始，沿顺时针方向由浅入深地触摸整个乳房，最后触乳头。同样评估右侧乳房时，由外侧上部开始，沿逆时针方向进行；④评估时应注意不能用手抓捏乳房组织，以免抓捏到乳房组织而误认为包块；⑤评估乳房后，应注意区域淋巴结有无肿大，如双侧腋窝淋巴结有无肿大，并注意淋巴结的大小、质地、数目和活动度。

2）触诊内容:乳房的硬度、弹性、压痛和包块。重点是发现乳房有无肿块及肿块的性质。

（二）肺和胸膜

肺和胸膜的评估包括视诊、触诊、叩诊和听诊四个部分。

1. 视诊　正常人呼吸时,胸部两侧运动对称,稳定而有规律。评估时,应注意呼吸运动、有无呼吸困难及呼吸运动的频率、节律和深度的变化。

2. 触诊

（1）胸廓扩张度:一般在呼吸动度较大的胸廓前下部评估。评估者将两手掌置于前胸下部两侧对称部位,左右拇指分别沿两侧肋缘指向剑突,拇指尖在前正中线两侧对称部位,嘱被评估者做深呼吸,观察两手的动度是否一致。

（2）语音震颤:嘱被评估者发声,声带振动产生的声波,沿着气管、支气管及肺泡传到胸壁引起的振动,评估者的手可触及,形成语音震颤。评估方法:评估者将两只手掌尺侧轻贴在被评估者胸廓两侧对称部位,嘱其用同等强度重复发"一"长音,自上而下,从内到外比较两侧相应部位语音震颤的异同,注意有无增强或减弱。正常人两侧肺部的语音震颤相等。

（3）胸膜摩擦感:评估者的手于病变邻近的胸壁上触到类似皮革相互摩擦的摩擦感,称为胸膜摩擦感。常在患侧腋下第5～7肋间较易触及,因该处为呼吸时胸廓动度最大的区域。

3. 叩诊

（1）叩诊方法:叩诊时被评估者宜采取坐位或仰卧位。解开衣服,肌肉放松,呼吸均匀。评估前胸时,胸部前挺;评估背部时,头向前略垂,躯干稍向前弯,两肩自然下垂,两手置于膝上,必要时两手抱对侧肩部或肘部,以使背部平坦。顺序应先前胸后背部,自上而下,左右对比,即由肺尖部向下,沿肋间由前向后进行叩诊,注意辨别轻微叩诊音的变化。叩前胸及两侧时,板指应与肋间平行。叩背部时,板指可与脊柱平行,叩肩胛下角水平以下的部位时,板指仍保持与肋间隙平行。叩诊力量要均匀一致,叩诊的轻重应视被评估部位胸壁的厚薄,肌肉的状态而定。

（2）肺界的叩诊:①肺上界:即肺尖的上界,自斜方肌前缘中央开始叩诊为清音,逐渐叩向外侧,当由清音变为浊音时,即为肺上界的外侧终点,再由上述中央部叩向内侧,直至清音变为浊音时,即为肺上界的内侧终点,该清音带宽度即为肺尖的宽度,正常约为5cm,又称Kronig峡。肺上界变宽,叩诊呈过清音,见于肺气肿的病人。②肺前界:右肺前界相当于胸骨右缘,左肺前界相当于心脏的绝对浊音界。③肺下界:两肺下界大致相同,平静呼吸时位于锁骨中线上第6肋间隙,腋中线上第8肋间隙,肩胛下角线上第10肋间隙。肺下界上移,见于肺不张、肺纤维化、大量腹水等;肺下界下移,见于肺气肿等。

（3）肺下界移动度:在平静呼吸时,于肩胛线上叩出肺下界的位置,嘱被评估者作深吸气后在屏住呼吸的同时,沿该线继续向下叩诊,当由清音变为浊音时,即为肩胛线上肺下界的最低点;再嘱被评估者作深呼气并屏住呼吸,然后再由上向下叩诊,直至清音变为浊音时,即为肩胛线上肺下界的最高点。两点之间的距离即为肺下界移动范围,正常成人为6～8cm。

4. 听诊　肺部听诊时,被评估者取坐位或卧位。听诊顺序一般由肺尖开始,自上而下,两侧对称部位对比,按前胸、侧胸,背部的顺序进行。并嘱微张口作均匀的呼吸,必要时深呼吸或咳嗽几声,这样易察觉呼吸音的改变及附加音的改变。注意区别外来杂音的干扰,如衣服、听诊器与皮肤的摩擦音,寒冷引起的肌肉震颤声,胃肠蠕动音等。

（1）正常呼吸音

1）支气管呼吸音:特点为呼气时相较吸气时相长,音响强且音调高,颇似将舌抬高而呼气所发出的"哈"音。正常听诊区在喉部、胸骨上窝、背部第6、7颈椎及第1、2胸椎附近。

2）肺泡呼吸音:特点为吸气时相较呼气时相长,音响强且音调高,颇似以上齿咬下唇吸气时发出柔和吹风样的"夫"音。正常听诊区除了支气管呼吸音部位和支气管肺泡呼吸音部位外,其余肺部均属肺泡呼吸音区域。

3）支气管肺泡呼吸音:其吸气音的性质与肺泡呼吸音的吸气音性质相似,但音响略强,音调略高;呼气音的性质与支气管呼吸音的呼气音相似,但音响较弱,音调较低;吸气时相与呼气时相大致相等。正常听诊区在胸骨角附近、肩胛间区第3、4胸椎水平。

（2）啰音

1）干啰音:听诊特点:为一种持续时间较长的音乐性的呼吸附加音;吸气和呼气时均可听到,但以呼气时明显;性质多变且部位变换不定,如咳嗽后可增多、减少、消失或出现,常为黏稠分泌物移动所致;音调较高,每个音持续时间较长。分类:①哨笛音;②哮鸣音:呼气时间明显延长,多同时布满两肺;③鼾音。

2）湿啰音:听诊特点:为断续而短促的呼吸附加音;吸气和呼气时均可听到,但以吸气或吸气终末时明显;部位较恒定,性质不易变;大、中、小水泡音可同时存在,咳嗽后可出现或消失。分类:①小水泡音:又称细湿啰音;②中水泡音:又称中湿啰音;③大水泡音:又称粗湿啰音;④捻发音。

（3）语音共振:其评估方法:将听诊器体件放在胸壁上,嘱被评估者发"一"的长音,喉部发音产生的声音经气管、支气管、肺泡传至胸壁,可用听诊器听到。正常人听到的语音共振柔和而非响亮,音节含糊难辨。听诊时应在胸部两侧对称部位及上下比较其强弱及性质有无改变。语音共振改变的临床意义与语音震颤相同。

（4）胸膜摩擦音:当胸膜发生炎症时,触诊时可有摩擦感,听诊时有摩擦音,摩擦音更易被发现。颇似以手掌掩住耳朵,再用另一只手的手指摩擦其手背时所听到的声音。在吸气和呼气时都可听到,一般在吸气末或呼气开始时较为明显。可发生在胸膜的任何部位,但最常见于肺移动范围较大的部位,如在腋中线6~7肋间听得最清楚。屏住呼吸时随即消失,可借此与心包摩擦音鉴别。

（三）心脏评估

评估时,被评估者取卧位、半卧位或坐位,充分暴露胸部,应在安静、温暖、光线充足的环境中进行。按视诊、触诊、叩诊、听诊的顺序进行。

1. 视诊　评估者视线与被评估者胸廓平齐,仔细观察心前区有无隆起、心尖搏动的位置与范围及异常搏动等。观察心尖搏动时,应注意其位置、强度、范围、节律及频率有无异常。

2. 触诊　评估者先用右手全手掌放在被评估的部位进行触诊,然后用手掌尺侧(小鱼际)或示指、中指及环指指腹并拢进行触诊,以此来确定体征的准确位置。触诊心尖搏动时,可用单一示指指腹作最后确认;触诊震颤、心包摩擦感时,应注意手掌按压胸壁力量适度。触诊的内容包括心前区搏动、震颤及心包摩擦感。

3. 叩诊　叩诊时,被评估者采取仰卧或坐位,姿势要端正,以避免因体位而影响心脏叩诊的准确性。用间接叩诊法,将左手中指横于肋间,也可与肋间垂直。叩诊应依一定顺序进行。先叩诊心左界:一般可自下而上,自外而内。先触及心尖搏动,在心尖搏动外2~3cm处,由外向内沿肋间进行叩诊。若心尖搏动不明显者,可从左腋前线第5肋间处开始叩诊。

依次按肋间上移,叩诊每一肋间的清音变浊音并作记号,直至第 2 肋间。连接各肋间的记号,即为心脏相对浊音界的左界。然后右侧可自上而下,或自下而上从肝浊音界的上一肋间(一般为第 4 肋间)开始自外而内,依次按肋间上移至第 2 肋间,叩出每一肋间由清音变浊音处,并作记号,连接各肋间的记号,即为心脏相对浊音界的右界。再用硬尺平放于胸骨上,测出各肋间的浊音界距前正中线的距离,并记录之。

4. 听诊

(1)心脏瓣膜听诊区:二尖瓣区、主动脉瓣区、主动脉瓣第二听诊区、肺动脉瓣区、三尖瓣区。

(2)听诊方法与顺序:被评估者采取仰卧位或坐位,必要时可变换体位。呼吸应平静自如,有时亦可充分呼气后,屏气进行听诊,以排除呼吸音对心音的干扰及呼吸对心脏的影响。听诊顺序通常按瓣膜病变好发部位的次序进行,即二尖瓣区、主动脉瓣区、主动脉瓣第二听诊区、肺动脉瓣区、三尖瓣区。亦可按逆钟向次序,即二尖瓣区、肺动脉瓣区、主动脉瓣区、主动脉瓣第二听诊区、三尖瓣区。无论何种顺序都不能遗漏听诊区。对怀疑有心脏病者,除在上述各个瓣膜听诊区进行听诊外,还应在心前区其他部位、颈部、腋下及背部等处进行听诊,以便及时发现心血管疾病的异常体征。

(四)血管评估

1. 视诊

(1)肝颈静脉回流征:右心衰竭时,肝脏淤血性肿大,用手压迫肿大的肝脏时可使颈静脉充盈更为明显,称为肝颈静脉回流征阳性。

(2)毛细血管搏动征:某些病理情况导致脉压差增大时,用手指轻压被评估者的指甲末端,或以清洁玻片轻压其口唇黏膜,如见到受压部分的边缘有红、白交替节律性搏动现象,即为毛细血管搏动征。

2. 触诊 评估脉搏时,应注意脉搏的速率、节律、强弱或大小、脉搏的形态及动脉壁的情况。

3. 听诊 一般可在颈动脉,锁骨下动脉及股动脉等处进行听诊。在正常情况下,仅在颈动脉及锁骨下动脉上,可听到与第一心音、第二心音相一致的声音,称为正常动脉音,此音在其他动脉处听不到。当主动脉瓣关闭不全时,将听诊器胸件放在股动脉、肱动脉处可听到与心脏收缩期一致的像手枪射击的声音,称射枪音。如再稍加压力,则可听到收缩期与舒张期往返杂音,也称杜氏双重杂音(Duroziez 征)。

二、胸部评估操作流程

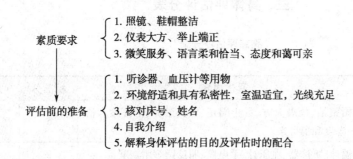

素质要求
- 1. 照镜、鞋帽整洁
- 2. 仪表大方、举止端正
- 3. 微笑服务、语言柔和恰当、态度和蔼可亲

评估前的准备
- 1. 听诊器、血压计等用物
- 2. 环境舒适和具有私密性,室温适宜,光线充足
- 3. 核对床号、姓名
- 4. 自我介绍
- 5. 解释身体评估的目的及评估时的配合

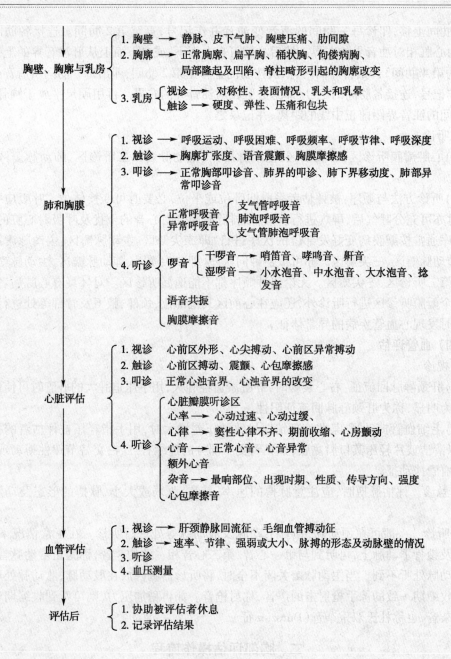

胸壁、胸廓与乳房
- 1. 胸壁 → 静脉、皮下气肿、胸壁压痛、肋间隙
- 2. 胸廓 → 正常胸廓、扁平胸、桶状胸、佝偻病胸、局部隆起及凹陷、脊柱畸形引起的胸廓改变
- 3. 乳房
  - 视诊 → 对称性、表面情况、乳头和乳晕
  - 触诊 → 硬度、弹性、压痛和包块

肺和胸膜
- 1. 视诊 → 呼吸运动、呼吸困难、呼吸频率、呼吸节律、呼吸深度
- 2. 触诊 → 胸廓扩张度、语音震颤、胸膜摩擦感
- 3. 叩诊 → 正常胸部叩诊音、肺界的叩诊、肺下界移动度、肺部异常叩诊音
- 4. 听诊
  - 正常呼吸音、异常呼吸音 → 支气管呼吸音、肺泡呼吸音、支气管肺泡呼吸音
  - 啰音
    - 干啰音 → 哨笛音、哮鸣音、鼾音
    - 湿啰音 → 小水泡音、中水泡音、大水泡音、捻发音
  - 语音共振
  - 胸膜摩擦音

心脏评估
- 1. 视诊 心前区外形、心尖搏动、心前区异常搏动
- 2. 触诊 心前区搏动、震颤、心包摩擦感
- 3. 叩诊 正常心浊音界、心浊音界的改变
- 4. 听诊
  - 心脏瓣膜听诊区
  - 心率 → 心动过速、心动过缓、
  - 心律 → 窦性心律不齐、期前收缩、心房颤动
  - 心音 → 正常心音、心音异常
  - 额外心音
  - 杂音 → 最响部位、出现时期、性质、传导方向、强度
  - 心包摩擦音

血管评估
- 1. 视诊 → 肝颈静脉回流征、毛细血管搏动征
- 2. 触诊 → 速率、节律、强弱或大小、脉搏的形态及动脉壁的情况
- 3. 听诊
- 4. 血压测量

评估后
- 1. 协助被评估者休息
- 2. 记录评估结果

三、身体评估评分表

胸部评估评分表

护生姓名：　　　　　　　　班级：　　　　　　　　学号：

项目	具体内容	标准分	实得分
素质要求	鞋帽整洁、仪表大方、举止端正、微笑服务、语言柔和恰当、态度和蔼可亲	5	
评估前的准备	体温计、听诊器、血压计、手电筒、叩诊锤等用物准备	2	
	环境舒适和具有私密性,室温适宜,光线充足	2	

续表

项目	具体内容	标准分	实得分
评估前的准备	核对床号、姓名	2	
	自我介绍	2	
	解释评估目的及评估时的配合	2	
胸壁、胸廓	方法正确、能识别异常体征及临床意义	10	
乳房	方法正确、能识别异常体征及临床意义	10	
肺和胸膜	方法正确、能识别异常体征及临床意义	25	
心脏	方法正确、能识别异常体征及临床意义	25	
血管	方法正确、能识别异常体征及临床意义	10	
评估后	协助被评估者休息、记录评估结果	5	
考核结论	通过□	总得分	
	基本合格□		
	不合格□		

考核教师：

考核日期：

【护考训练】

一、名词解释

1. 胸骨角　2. 皮下气肿　3. 桶状胸　4. 鸡胸　5. 佝偻病串珠　6. 三凹征　7. 潮式呼吸　8. 间停呼吸　9. 胸膜摩擦感　10. 啰音　11. 心尖搏动　12. 抬举性搏动　13. 猫喘　14. 二联律　15. 脉搏短绌　16. 额外心音　17. 肝颈静脉回流征　18. 额外心音　19. 肝颈静脉回流征　20. 水冲脉　21. 奇脉

二、填空题

1. 成人胸廓前后径较左右横径短,两者的比例约为_____。

2. 乳腺癌一般无炎症表现,多为单发并与皮下组织粘连,局部皮肤呈_____改变,乳头_____。

3. 正常人心尖搏动位于左侧第 5 肋间隙锁骨中线内侧约_____处,搏动范围直径约_____。左心室增大时,心尖搏动向_____移位;右心室增大时,心尖搏动_____移位。

4. 正常心浊音界左锁骨中线至前正中线的距离为_____。心浊音区外形呈靴形常见于_____,心脏浊音区外形呈梨形见于_____,坐位时心浊音界呈三角烧瓶形见于_____。

5. 心脏听诊内容包括_____、_____、_____、_____和_____。

6. 主动脉瓣区收缩期杂音向颈部传导,见于_____;二尖瓣区收缩期杂音向左腋下传导,见于_____。

7. 肝颈静脉回流征阳性是_____的重要体征之一,亦可见于_____或_____。

8. 毛细血管搏动征见于_____、_____和_____等。

9. 奇脉见于_____和_____;交替脉是_____的一个重要体征。

三、问答题

1. 触及乳房若有肿块存在应描述其哪些特征?
2. 简述异常语音震颤的临床意义。
3. 简述正常呼吸音的听诊特点及异常支气管呼吸音的临床意义。
4. 简述阻塞性肺气肿的典型体征。
5. 心房颤动的听诊特点有哪些?
6. 简述第一心音与第二心音的鉴别要点。
7. 简述二尖瓣狭窄的典型体征。
8. 试述心脏杂音强度的分级方法。

四、单项选择题

A₁ 型题

1. 乳房视诊内容包括

    A. 对称性   B. 表面情况   C. 乳头

    D. 皮肤回缩   E. 以上都是

2. 慢性阻塞性肺气肿患者的胸廓形态是

    A. 鸡胸   B. 扁平胸   C. 桶状胸

    D. 一侧胸廓隆起   E. 漏斗胸

3. 扁平胸的特征是

    A. 前后径常短于左右横径的一半   B. 前后径增长

    C. 前后径与左右径相等   D. 左右横径大于前后径

    E. 前后径略长于左右径

4. 关于胸壁静脉的叙述,下列哪项是错误的

    A. 正常胸壁无明显静脉显露

    B. 当血流受阻后侧支循环建立则胸壁静脉充盈曲张

    C. 可根据静脉血流方向鉴别上下腔静脉阻塞

    D. 上腔静脉阻塞时,静脉血流方向自上而上

    E. 下腔静脉阻塞时,血流方向自下而上

5. 三凹征见于

    A. 喉头水肿   B. 支气管哮喘   C. 肺炎

    D. 支气管炎   E. 胸腔积液

6. 胸部触诊语颤增强见于

    A. 肺气肿   B. 大量胸腔积液   C. 肺组织炎症

    D. 阻塞性肺不张   E. 气胸

7. 提示肺张力减弱而含气量增多的叩诊音是

    A. 清音   B. 过清音   C. 浊音

    D. 实音   E. 鼓音

8. 异常支气管呼吸音可在下列哪个部位听到
   A. 喉部　　　　　　　　B. 胸骨上窝　　　　　　C. 锁骨上窝
   D. 正常肺泡呼吸音的部位　E. 背部第6、7颈椎附近

9. 正常成年男性右锁骨中线第3肋间的叩诊音
   A. 清音　　　　　　　　B. 实音　　　　　　　　C. 浊音
   D. 鼓音　　　　　　　　E. 过清音

10. 提示病情危急,常在临终前出现的呼吸改变是
    A. 潮式呼吸　　　　　　B. 间停呼吸　　　　　　C. 抑制性呼吸
    D. 库斯莫尔呼吸　　　　E. 叹气样呼吸

11. 支气管肺泡呼吸音的特点为
    A. 像哨笛样的声音　　　　　　　B. 呼气与吸气时间大致相等
    C. 像水泡样的声音　　　　　　　D. 呼气时间小于吸气时间
    E. 呼气时间大于吸气时间

12. 呼吸中枢兴奋性显著降低可出现
    A. 呼吸减慢　　　　　　B. 间断呼吸　　　　　　C. 陈施二氏呼吸
    D. 呼吸加快　　　　　　E. 库斯莫尔呼吸

13. 呼吸深大,稍快称为
    A. 呼吸增快　　　　　　B. 潮式呼吸　　　　　　C. 呼吸加深
    D. 库斯莫尔呼吸　　　　E. 毕奥呼吸

14. 心脏位置正常,二尖瓣听诊区位于
    A. 胸骨左缘第2肋间处　　　　　B. 胸骨左缘第3-4肋间处
    C. 胸骨右缘第2肋间处　　　　　D. 左锁骨中线内侧第5肋间处
    E. 胸骨体下端近剑突稍偏左处

15. 抬举性心尖搏动提示
    A. 左心房肥大　　　　　B. 左心室肥大　　　　　C. 右心房肥大
    D. 右心室肥大　　　　　E. 左右心室肥大

16. 心尖部触及舒张期震颤常见于
    A. 室间隔缺损　　　　　B. 动脉导管未闭　　　　C. 二尖瓣狭窄
    D. 主动脉瓣狭窄　　　　E. 肺动脉瓣狭窄

17. 心浊音界在坐位时呈烧瓶状,卧位时呈球形,提示
    A. 心包积液　　　　　　B. 左右心室增大　　　　C. 左右心房增大
    D. 大量腹腔积液　　　　E. 左心房显著增大

18. 正常人心脏搏动的位置
    A. 第5肋间,左锁骨中线内侧0.5~1.0cm
    B. 第4肋间,左锁骨中线内侧0.5~1.0cm
    C. 第3肋间,左锁骨中线内侧0.5~1.0cm
    D. 第6肋间,左锁骨中线内侧0.5~1.0cm
    E. 第5肋间,左锁骨中线内侧1.0~1.5cm

19. 左心衰竭的早期脉搏表现是
    A. 脉搏短绌　　　　　　B. 缓脉　　　　　　　　C. 交替脉

D. 奇脉　　　　　　　　E. 水冲脉

20. 舒张期奔马律常提示
    A. 左心室功能低下　　　B. 右心室功能低　　　　C. 右心房功能低下
    D. 左心房功能低下　　　E. 心肌炎

21. 二尖瓣关闭不全的最主要体征是
    A. 第一心音减弱
    B. 心尖区全收缩期吹风样杂音
    C. 可闻及第三心音
    D. 心尖区可闻及局限的隆隆样舒张期杂音
    E. 肺动脉瓣区第二心音亢进

22. 二尖瓣狭窄的最主要体征是
    A. 第一心音减弱
    B. 心尖区全收缩期吹风样杂音
    C. 可闻及第三心音
    D. 心尖区可闻及局限的隆隆样舒张期杂音
    E. 肺动脉瓣区第二心音亢进

23. 心脏听诊,一般先从哪个部位开始
    A. 心尖区　　　　　　　　　　B. 肺动脉瓣听诊区
    C. 主动脉瓣听诊区　　　　　　D. 主动脉瓣第二听诊区
    E. 三尖瓣听诊区

24. 正常成人心率为(次/分)
    A. 80 ~ 100　　　　　B. 70 ~ 80　　　　　C. 70 ~ 100
    D. 70 ~ 90　　　　　 E. 60 ~ 100

25. 第一心音减弱见于
    A. 高热　　　　　　　　B. 心肌炎　　　　　　C. 心室肥大
    D. 甲亢　　　　　　　　E. 二尖瓣狭窄

26. 开瓣音提示
    A. 二尖瓣关闭不全　　　B. 瓣膜有钙化　　　　C. 瓣膜纤维化
    D. 瓣膜尚有一定的弹性　E. 血流缓慢

27. 胸膜摩擦音与心包摩擦音最重要的鉴别为
    A. 摩擦音的性质　　　　B. 摩擦音的强度　　　C. 听诊的部位
    D. 与体位关系　　　　　E. 屏气是否消失

28. 脉搏减慢可见于
    A. 缺铁性贫血　　　　　B. 动脉粥样硬化　　　C. 心功能不全
    D. 失血性休克　　　　　E. 颅内压增高

29. 水冲脉的特点
    A. 脉搏不规则　　　　　　　　B. 平静吸气时脉搏显著减弱
    C. 脉搏一强一弱交替出现　　　D. 脉搏骤起骤落
    E. 脉搏细速

30. 脉搏与临床诊断不符的是

A. 速脉见于周围循环衰竭 B. 交替脉见于室性期前收缩

C. 脉搏短绌见于心房颤动 D. 奇脉见于缩窄性心包炎

E. 水冲脉见于主动脉关闭不全

31. 理想血压是

A. ＜120/80mmHg B. ＜140/90mmHg C. ＜130/85mmHg

D. ＜90/60mmHg E. ＜125/80mmHg

32. 周围血管征不包括

A. 水冲脉 B. 颈静脉搏动

C. 毛细血管搏动征 D. 枪击音

E. 杜氏双重杂音（Duroziez 双重杂音）

A$_2$ 型题

33. 患者,23 岁,1 型糖尿病史 8 年,其胸廓形态可为

A. 扁平胸 B. 桶状胸 C. 串珠肋

D. 漏斗胸 E. 鸡胸

34. 一女性患者,42 岁。乳房皮肤毛囊及毛囊孔明显下陷,呈橘皮样,无红、肿、热、痛,提示

A. 急性乳腺炎 B. 乳腺癌 C. 乳腺囊肿

D. 先天性畸形 E. 乳腺纤维瘤

35. 患者,男性,27 岁,因肺炎就诊。由于肺组织含气减少,叩诊音为

A. 清音 B. 浊音 C. 鼓音

D. 实音 E. 过清音

36. 某患者呼吸由浅慢逐渐变深快,然后由深快转为浅慢,随之出现暂停,周而复始,应考虑为

A. 间停呼吸 B. 潮式呼吸 C. 叹息样呼吸

D. 酸中毒呼吸 E. 呼吸过快

37. 患者表现为明显吸气性呼吸困难,伴有三凹征,常见于

A. 支气管肺炎 B. 支气管哮喘 C. 阻塞性肺气肿

D. 气管异物 E. 肺结核

38. 患者右侧胸廓饱满,呼吸运动减弱,语音震颤消失,叩诊实音,呼吸音消失,气管向左侧移位,符合

A. 左肺不张 B. 右胸腔积液 C. 右下肺炎

D. 右侧气胸 E. 右肺不张

39. 王某,65 岁,慢性支气管炎病史 20 余年,近一周出现胸闷、气促,咳嗽加重,咳黄脓痰。今晨因剧烈咳嗽后突感右侧胸部刺痛,查体右胸隆起,呼吸音减弱,叩诊鼓音,气管移向左侧,考虑为

A. 肺气肿 B. 大量胸腔积液 C. 自发性气胸

D. 纵隔气肿 E. 胸膜增厚

40. 患者,男性,68 岁,COPD 病史 15 年,下列哪项体征不出现

A. 过清音 B. 桶状胸

C. 呼吸音减弱,吸气时间延长 D. 呼吸运动减弱

E. 语颤减弱

B 型题

(41～43 题共用备选答案)

    A. 水冲脉

    B. 交替脉

    C. 奇脉

    D. 短绌脉

    E. 不整脉

41. 严重贫血、甲亢见于

42. 心房颤动见于

43. 缩窄性心包炎见于

(44～45 题共用备选答案)

    A. 右心房肥大

    B. 右心室肥大

    C. 左心房肥大

    D. 左心室肥大

    E. 全心增大

44. 心尖搏动向左下移位见于

45. 心尖搏动向左移位见于

(46～47 题共用备选答案)

    A. 二尖瓣狭窄

    B. 二尖瓣关闭不全

    C. 主动脉瓣狭窄

    D. 主动脉关闭不全

    E. 肺动脉瓣狭窄

46. 胸骨左缘第 3 肋可闻及收缩期杂音见于

47. 胸骨右缘第 2 肋间闻及舒张期杂音见于

(48～50 题共用备选答案)

    A. 肺源性心脏病

    B. 高血压心脏病

    C. 主动脉瓣狭窄

    D. 二尖瓣狭窄

    E. 大量心包积液

48. 梨形心见于

49. 靴形心见于

50. 烧瓶心见于

(杨玉琴)

第六节 腹部评估

【学习精要】

一、本节考点

1. 腹部体表标志及分区。
2. 腹部的评估方法(视诊、触诊、叩诊、听诊)。
3. 腹部常见疾病的主要症状和体征。

二、重点与难点解析

1. 体表标志

(1)剑突:是胸骨下端的软骨,常作为肝脏测量的标志。

(2)肋弓下缘:肋弓系由第8~10肋软骨构成,其下缘为体表腹部上界,常用于腹部分区及肝脾测量。

(3)脐:为腹部中心,平第3~4腰椎之间,为腹部分区及腰椎穿刺、阑尾压痛点的定位标志。

(4)髂前上棘:髂嵴前方突出点,为腹部九区分法标志及常用骨髓穿刺部位。

(5)腹直肌外缘:为锁骨中线的延续,常用手术切口位置,右侧腹直肌外缘与肋弓下缘交界处为胆囊点。

(6)腹股沟韧带:是腹部体表的下界,为寻找股动、静脉标志。

2. 腹部分区 腹部分区便于腹部病变定位,临床上常用九区分法:两肋弓下缘连线,两髂前上棘连线与左右髂前上棘至腹中线连线中点的垂直线相交后,将腹部分为九区,各区包含的主要脏器如下:

(1)右上腹部:肝右叶、胆囊、结肠右曲、右肾、右肾上腺。

(2)左上腹部:胃、脾、结肠左曲、胰尾、左肾、左肾上腺。

(3)上腹部:胃、肝左叶、十二指肠、胰头和胰体、横结肠、腹主动脉、大网膜。

(4)右侧腹部:升结肠、空肠、右肾。

(5)左侧腹部:降结肠、空肠或回肠、左肾。

(6)中腹部:十二指肠下部、空肠及回肠、下垂的胃或横结肠、输尿管、腹主动脉、肠系膜及其淋巴结、大网膜。

(7)右下腹部:盲肠、阑尾、回肠下端、淋巴结、女性右侧卵巢及输卵管、男性右侧精索。

(8)左下腹部:乙状结肠、女性左侧卵巢及输卵管、男性左侧精索及淋巴结。

(9)下腹部:回肠、乙状结肠、输尿管、胀大的膀胱或增大的子宫。

3. 视诊

(1)腹部外形:正常人腹部平坦,全腹凹陷见于显著消瘦和重度脱水者,严重时前腹壁凹陷,外形呈舟状,称舟状腹,见于慢性消耗性疾病晚期如结核病、恶性肿瘤等。

(2)腹壁静脉:正常情况下腹壁静脉一般不显露。若腹壁静脉明显且有曲张现象,见于门静脉、上腔静脉及下腔静脉阻塞引起:①门脉高压时曲张静脉以脐为中心向四周伸展,如水母状,血液经脐静脉(胚胎时的脐静脉于出生后闭塞而成肝圆韧带,此时再通)脐孔而入腹壁浅静脉流向四方;②下腔静脉梗阻时,曲张静脉分布在腹壁两侧,脐上下的静脉血流方向皆向上;③上腔静脉梗阻时,上腹壁或胸壁的浅静脉曲张,血流方向均转向下方。

(3)胃肠蠕动波和肠型:正常人看不到胃肠蠕动波和肠型。如有幽门梗阻时,在上腹部可见到自左向右移动的胃蠕动波;肠梗阻时,在腹壁可看到肠蠕动波和肠型,小肠梗阻时肠型及蠕动波出现在中腹部。

4. 触诊

(1)腹壁紧张度:正常人腹壁柔软。腹壁紧张度增加见于:①全腹紧张度增加多见于急性胃肠穿孔或脏器破裂所致急性弥漫性腹膜炎,此时腹壁明显紧张,甚至强直硬如木板,称为板状腹;②腹壁柔韧而具抵抗力,不易压陷,称为揉面感,见于结核性腹膜炎。

(2)压痛及反跳痛:①腹部某些脏器病变所致压痛有较固定的部位,如位于脐与右髂前上棘连线的中、外1/3交界处的 McBurney 点有压痛,为阑尾炎的标志;位于右锁骨中线与肋缘交界处,称为胆囊压痛点,是胆囊病变的标志。②反跳痛:评估者手徐徐压迫腹痛部位,手指在该处稍停片刻,使压痛感觉趋于稳定后,将手迅速抬起,此时患者感到腹痛加剧,并伴痛苦表情或呻吟,称为反跳痛。反跳痛是腹膜壁层受到炎症累及的征象。见于腹内脏器病变累及邻近腹膜时及原发性腹膜炎。

腹肌紧张、压痛和反跳痛称为腹膜刺激征,是急性腹膜炎的重要体征。

(3)肝脏触诊:主要有单手触诊和双手触诊两种方法,对儿童和腹部薄软者可采用钩指触诊法,对大量腹水者肝脏触诊宜用冲击触诊法。

正常人的肝一般触不到,腹壁松弛的病人,当深吸气时在右肋下缘可触及肝下缘,但在1cm以内;在剑突下可触及肝下缘,多在3cm以内;其质地柔软,表面光滑,边缘规则,无压痛,无搏动。

(4)胆囊触诊:正常胆囊一般不能触及。①由于胰头癌压迫胆总管导致胆道阻塞、黄疸进行性加深,胆囊也显著肿大,但无压痛,称为 Courvoisier 征阳性;胆囊肿大有实性感,见于胆囊结石或胆囊癌。②胆囊触痛评估时,评估者将左手掌平放于患者右肋缘下部,拇指压于右肋缘与腹直肌外缘交界处,然后嘱患者缓慢深吸气,在吸气过程中由于发炎的胆囊下移碰到用力按压的拇指而引起疼痛,称为胆囊触痛。如深吸气时患者因疼痛而中止吸气称胆囊触痛征阳性,又称莫菲(Murphy)征阳性。见于急性胆囊炎。

(5)脾触诊:正常脾不能触及。脾肿大的程度分为轻度肿大(深吸气时,脾下缘在左侧肋下不超过3cm)、中度肿大(脾下缘在肋缘下3cm至脐水平线)和重度肿大(脾下缘超过脐水平线)。

(6)膀胱触诊:对判断有无尿液和尿潴留有较重要的意义。尿潴留时,胀大的膀胱有囊性感,压时有尿意,排空尿液后膀胱缩小或消失。

4. 叩诊

(1)正常腹部叩诊音:正常腹部叩诊除肝、脾所在部位呈浊音或实音外,其余部位均呈鼓音。明显鼓音可见于胃肠高度胀气、胃穿孔的病人。

(2)肝区叩诊:正常肝上界在第5肋间,下界位于右季肋下缘,两者之间距离为肝上下径,约9～11cm,矮胖体型者肝上下界均可高出一个肋间,瘦长体型者则可低一个肋间。肝浊音界扩大见于肝癌、肝脓肿、肝炎、肝淤血和多囊肝等,肝浊音界缩小见于急性肝坏死、肝硬化和胃肠胀气等,肝浊音界消失代之以鼓音多见于急性胃肠道穿孔。

(3)移动性浊音:当腹腔内含有一定量液体(游离腹水超过1000ml时),可查得随体位不同而变动的浊音,称移动性浊音。见于肝硬化腹水、结核性腹膜炎伴腹水等病人。

5. 听诊 腹部听诊的内容有肠鸣音、血管杂音、振水音等。

(1)肠鸣音:正常肠鸣音在脐部听得最清楚,每分钟 4~5 次。病理情况下可有增强、减弱或消失。

1)肠鸣音增强:肠鸣音达每分钟 10 次以上,但音调不特别高亢,称肠鸣音活跃,见于急性胃肠炎、服泻药后或胃肠道大出血等;如次数多且肠鸣音响亮、音调高亢,甚至呈叮当声或金属声,称肠鸣音亢进,见于机械性肠梗阻。

2)肠鸣音减弱:肠鸣音明显少于正常,或数分钟才听到 1 次,称肠鸣音减弱,见于便秘、腹膜炎、低血钾、胃肠动力低下等。

3)肠鸣音消失:持续听诊 2 分钟以上未听到肠鸣音,用手指轻叩或搔弹腹部仍无肠鸣音,称为肠鸣音消失,见于急性腹膜炎或麻痹性肠梗阻等。

(2)振水音:正常人仅在餐后或多饮时出现。如空腹或餐后 6~8 小时以上,胃部仍有振水音,则提示胃排空不良,见于幽门梗阻、胃扩张和胃液分泌过多等。

【必会技能】

1. 腹部评估以触诊为主,为了避免触诊引起胃肠蠕动增强,肠鸣音发生变化,按视、听、触、叩的顺序进行。

2. 腹部评估操作流程图

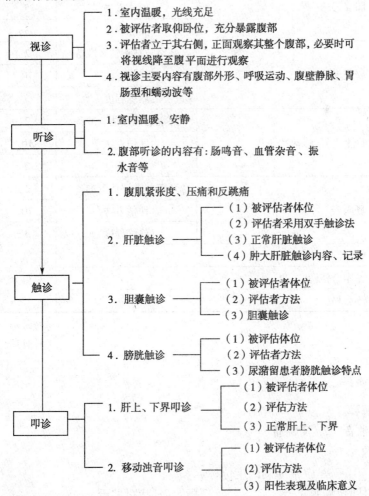

三、腹部评估评分表

病史问诊评分表

护生姓名：　　　　　　　　　　班级：　　　　　　　　　　学号：

项目	具体内容	评分项目	标准分	实得分
视诊	腹部外形、呼吸运动、腹壁静脉、胃肠型和蠕动波	环境与被评估者准备	2	
		评估方法	10	
		熟练程度	3	
触诊	腹肌紧张度、压痛和反跳痛	环境与被评估者准备	2	
		评估方法	10	
		熟练程度	3	
	肝脏触诊	环境与被评估者准备	2	
		评估方法	10	
		熟练程度	3	
	胆囊触诊	环境与被评估者准备	2	
		评估方法	5	
		熟练程度	3	
	膀胱触诊	环境与被评估者准备	2	
		评估方法	10	
		熟练程度	3	
叩诊	肝上下界、移动性浊音	环境与被评估者准备	2	
		评估方法	10	
		熟练程度	3	
听诊	肠鸣音	环境与被评估者准备	2	
		评估方法	10	
		熟练程度	3	
考核结论	通过□		总得分	
	基本合格□			
	不合格□			

考核教师：

考核日期：

【护考训练】

一、名词解释

1. 移动性浊音　　2. 反跳痛

二、填空题

1. _____是腰椎穿刺的定位标志。

2. 腹部评估时,蛙腹见于_____病人;舟状腹见于_____病人。

3. 腹部触诊时,McBurney 征阳性见于_____病人;Murphy 征阳性见于_____病人。

4. 腹膜刺激征体征主要指 _____、_____、_____。

5. 肝脏触诊:主要有_____和_____两种方法,对儿童和腹部薄软者可采用_____,对大量腹水者肝脏触诊宜用_____。

三、选择题

1. 腹腔积液引起全腹膨隆最常见的原因是
   A. 右心功能不全　　　　　B. 缩窄性心包炎　　　　　C. 肾病综合征
   D. 肝硬化腹水　　　　　　E. 结核性腹膜炎

2. 舟状腹最常见于
   A. 肝硬化　　　　　　　　B. 心功能不全　　　　　　C. 恶性肿瘤晚期
   D. 肾病综合征　　　　　　E. 结核性腹膜炎

3. 小肠梗阻,肠型及蠕动波出现的部位是
   A. 右上腹部　　　　　　　B. 右下腹部　　　　　　　C. 中腹部
   D. 左上腹部　　　　　　　E. 左下腹部

4. 患者,男性,42 岁,腹壁静脉曲张,脐以上腹壁静脉血流方向由上向下,脐以下腹壁静脉血流方向也由上向下,应考虑
   A. 门静脉高压　　　　　　B. 上腔静脉回流受阻　　　C. 下腔静脉受压
   D. 大量腹水　　　　　　　E. 脾肿大

5. 门静脉梗阻时,腹壁静脉的血流方向正确的是
   A. 脐水平以上向下,脐水平以下向上
   B. 均向上
   C. 脐水平以上向上,脐水平以下向下
   D. 均向下
   E. 无规律

6. 下腔静脉梗阻时腹壁静脉血流方向
   A. 脐上、脐下均向下　　　B. 脐上、脐下均向上　　　C. 脐上向上
   D. 脐下向下　　　　　　　E. 以上均可

7. 下列腹腔脏器,正常情况下不能触及的是
   A. 肝　　　　　　　　　　B. 脾　　　　　　　　　　C. 肾
   D. 膀胱　　　　　　　　　E. 横结肠

8. McBurney 点是指
   A. 右腹直肌外缘与肋缘交点
   B. 右腹直肌外缘平脐水平
   C. 右髂前上棘与脐连线的中、内 1/3 交界处
   D. 右髂前上棘与脐连线的中、外 1/3 交界处
   E. 左、右髂前上棘连线右 1/3 处

9. 反跳痛主要表现在
   A. 腹腔内有炎症　　　　　B. 结核性腹膜炎　　　　　C. 肠结核
   D. 腹腔内有肿物　　　　　E. 炎症累及腹膜壁层

10. 胆囊病变的压痛点在
　　A. A　　　　　　　　　B. B　　　　　　　　　C. C
　　D. D　　　　　　　　　E. E

11. 提示壁腹膜已有炎症累及的征象是
　　A. 腹肌紧张　　　　　　B. 腹部压痛　　　　　　C. 腹部反跳痛
　　D. 腹壁静脉曲张　　　　E. 叩击痛

12. 弥漫性腹壁紧张呈板状,见于
　　A. 结核性腹膜炎　　　　B. 胃肠道穿孔　　　　　C. 癌性腹膜炎
　　D. 阑尾脓肿　　　　　　E. 急性胰腺炎

13. 肝的上下径正常值约为
　　A. 7～9cm　　　　　　　B. 8～10cm　　　　　　C. 9～11cm
　　D. 10～12cm　　　　　　E. 11～13cm

14. 肝肿大,质地中等,边缘钝圆,表面光滑,轻度压痛,最常见于
　　A. 肝硬化　　　　　　　B. 原发性肝癌　　　　　C. 血吸虫病
　　D. 肝淤血　　　　　　　E. 急性肝炎

15. 进行性黄疸加深,胆囊显著肿大,但无压痛,见于
　　A. 胰头癌　　　　　　　B. 胆管结石　　　　　　C. 胆道蛔虫
　　D. 慢性胆囊炎　　　　　E. 胆管癌

16. 腹水病人肝脏触诊的最好方法是
　　A. 单指触诊　　　　　　B. 双手触诊　　　　　　C. 深插触诊
　　D. 冲击触诊　　　　　　E. 滑行触诊

17. 重度脾肿大是指
　　A. 不能触及
　　B. 脾下缘在左侧肋下不超过3cm
　　C. 脾下缘在左侧肋下3cm至脐水平线
　　D. 脾下缘在左侧肋下超过正中线
　　E. 脾下缘在脐水平线下

18. 早期诊断腹膜炎最有价值的体征是
　　A. 腹肌紧张　　　　　　B. 腹部压痛　　　　　　C. 有反跳痛
　　D. 肠鸣音减弱或消失　　E. 移动性浊音阳性

19. 腹部出现移动性浊音,提示有
　　A. 门静脉高压　　　　　B. 腹膜炎　　　　　　　C. 幽门梗阻
　　D. 腹水　　　　　　　　E. 腹腔肿瘤

20. 腹部叩诊有移动性浊音,腹腔液体一般至少达

A. 100ml B. 200ml C. 500ml

D. 1000ml E. 1500ml

21. 肝浊音界扩大见于
    A. 肝癌 B. 肝硬化 C. 急性肝坏死
    D. 肝硬化腹水 E. 盲肠穿孔

22. 正常肠鸣音是
    A. 3～5次/分 B. 2～4次/分 C. 4～5次/分
    D. 3～6次/分 E. 6～10次/分

23. 肠鸣音活跃见于
    A. 急性脑炎 B. 急性胃肠炎 C. 肠麻痹
    D. 消化性溃疡 E. 肝硬化

24. 肠鸣音亢进,响亮而高亢,带金属音响,见于
    A. 急性肠炎 B. 服泻药后 C. 胃肠道大出血
    D. 细菌性痢疾 E. 机械性肠梗阻

25. 清晨空腹时,振水音阳性提示
    A. 胃溃疡 B. 急性胃肠炎 C. 幽门梗阻
    D. 肠梗阻 E. 肝硬化

四、问答题

1. 试述听诊到异常肠鸣音的临床意义。
2. 简述腹水与巨大的卵巢囊肿的鉴别。

(涂 映)

第七节　肛门、直肠和生殖器评估

【学习精要】

一、本章考点

1. 肛门和直肠评估的体位。
2. 肛门和直肠的视诊。
3. 肛门和直肠的触诊。

二、重点与难点解析

1. 肛门和直肠评估的体位　有肘膝位,左侧卧位,仰卧位或截石位,蹲位等,其中以肘膝位最常用。

2. 肛门和直肠的视诊　视诊主要是观察肛门有无肛裂、肛瘘、肛周脓肿、直肠脱垂等。

3. 肛门和直肠的触诊　肛门和直肠的触诊称为肛诊或直肠指诊。主要是检查肛管及直肠的内壁有无触痛及黏膜是否光滑,有无肿块及搏动感。

【必会技能】

一、肛门和直肠的触诊方法

1. 被评估者摆好体位。
2. 评估者右手示指戴手套或指套。
3. 涂适量润滑剂。
4. 将探查的示指置于被评估者肛门外口轻轻按摩让其放松。
5. 再缓缓插入肛门、直肠内。
6. 检查有无触痛及黏膜是否光滑,有无肿块及搏动感。
7. 指套取出后观察有无异常。

二、肛门与直肠检查方法和步骤

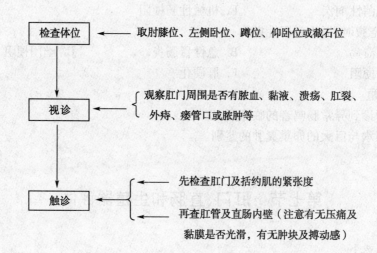

【护考训练】

一、名词解释
1. 肘膝位　2. 内痔　3. 外痔

二、填空题
痔包括_____、_____、_____。

三、选择题

A 型题

1. 年老体弱患者在进行肛门与直肠评估时最适宜的体位是

　　A. 肘膝位　　　　　　　B. 左侧卧位　　　　　　C. 仰卧位

　　D. 截石位　　　　　　　E. 蹲位

2. 肛门周围有红肿及压痛,并有波动感考虑是

　　A. 肛裂　　　　　　　　B. 痔疮　　　　　　　　C. 肛周脓肿

　　D. 肛门直肠瘘　　　　　E. 直肠脱垂

3. 阴囊肿大触之有水囊样感,透光试验显示阴囊呈橙红色均质的半透明状,诊断最有可能的是

    A. 阴囊鞘膜积液　　　　B. 阴囊疝　　　　C. 睾丸肿瘤

    D. 尖锐湿疣　　　　E. 阴茎癌

B 型题

    A. 混合痔

    B. 内痔

    C. 外痔

    D. 肛裂

    E. 肛周脓肿

4. 肛管下段有深达皮肤全层的纵形及梭形裂口考虑是

5. 直肠下静脉曲张,表面被肛管皮肤所覆盖的是

6. 齿状线上、下静脉丛扩大、曲张考虑是

7. 直肠上静脉曲张,表面被直肠下端黏膜所覆盖的是

X 型题

8. 肛门与直肠的评估方法有

    A. 视诊　　　　B. 触诊　　　　C. 叩诊

    D. 听诊　　　　E. 嗅诊

四、问答题

试述直肠指诊的评估方法。

(官文芳)

第八节　脊柱与四肢评估

【学习精要】

一、本 章 考 点

1. 脊柱评估内容。
2. 四肢关节形态异常的要点及临床意义。

二、重点与难点解析

1. 脊柱评估视诊应从侧面观察。
2. 脊柱触诊时评估者用右手拇指适当用力划压。
3. 脊柱叩击痛检查时,评估者不可用力过猛。
4. 四肢评估内容包括四肢与关节的形态,活动度及运动情况。

【必会技能】

一、脊柱四肢评估方法及技巧

1. 评估前的过渡性交谈。

2. 脊柱评估从视诊开始,充分暴露背部。

3. 评估脊柱活动度时嘱被评估者做弯腰后仰侧弯旋转等动作。

4. 检查脊柱叩击痛时嘱被评估者检查过程中感到痛苦时及时告诉评估者。

二、脊柱评估评分表

脊柱评估评分表

护生姓名：　　　　　　　　　班级：　　　　　　　　　学号：

项目	具体内容	实得分
素质要求	服装鞋帽整齐,举止端庄大方,态度和蔼亲切	10
操作前准备	洗手,戴口罩,服装鞋帽整齐	5
	检查物品准备:消毒棉签、叩诊锤等	5
	视诊:嘱被评估者取站立位或坐位,评估者从侧面观察脊柱有无过度的前后弯曲	10
	触诊:评估者用手指沿棘突用适当的压力从上向下划压,划压后皮肤出现一条红色充血线,以此观察脊柱有无侧弯	10
	脊柱活动度:嘱被评估者作前屈、后伸、侧弯、旋转等动作,以观察患者脊柱活动情况及有无变形	10
	脊柱压痛:嘱被评估者取端坐位,身体稍向前倾。评估者以右手拇指从枕骨粗隆开始自上而下逐个按压脊椎棘突及椎旁肌肉,观察其有无压痛	20
	脊柱叩击痛: 直接叩击法:评估者用中指或叩诊锤垂直叩击各个脊椎棘突,观察被评估者有无疼痛感 间接叩击法:嘱被评估者取坐位,评估者将左手掌置于患者头顶部,右手半握拳以小鱼际肌部叩击左手,观察被评估者脊柱各部位有无疼痛	20
总体评价	操作熟练,人文关怀	5
	操作中同步语言告知被评估者	5
考核结论	通过□	
	基本合格□	
	不合格□	

考核教师：

考核日期：

【护考训练】

一、名词解释

1. 浮髌试验　2. 匙状指　3. 杵状指　4. 膝内翻　5. 膝外翻

二、填空题

1. 脊柱的检查方法有_____、_____、_____。

2. 脊柱的评估内容包括_____、_____、_____、_____。

3. 脊柱叩击痛的评估方法有_____、_____。

三、选择题

A 型题

1. 脊柱过度向前凸出性弯曲称为脊柱前凸。多发生于
    A. 颈段脊柱　　　　　　　B. 胸段脊柱　　　　　　　C. 腰段脊柱
    D. 骶椎　　　　　　　　　E. 腰、骶椎

2. 儿童脊柱后凸多见于
    A. 佝偻病　　　　　　　　B. 胸椎结核　　　　　　　C. 强直性脊柱炎
    D. 骨质退行性变　　　　　E. 椎间盘突出

3. 青少年脊柱后凸多见于
    A. 佝偻病　　　　　　　　B. 胸椎结核　　　　　　　C. 强直性脊柱炎
    D. 骨质退行性变　　　　　E. 椎间盘突出

4. 老年人脊柱后凸多见于
    A. 佝偻病　　　　　　　　B. 胸椎结核　　　　　　　C. 强直性脊柱炎
    D. 脊柱退行性变　　　　　E. 椎间盘突出

5. 杵状指一般不见于
    A. 支气管扩张　　　　　　B. 法洛四联症　　　　　　C. 大叶性肺炎
    D. 支气管肺癌　　　　　　E. 慢性肺脓肿

6. 匙状指常见于
    A. 肝硬化　　　　　　　　B. 法洛四联症　　　　　　C. 大叶性肺炎
    D. 缺铁性贫血　　　　　　E. 慢性肺脓肿

7. 爪形手见于下列疾病,除外
    A. 尺神经损伤　　　　　　B. 进行性肌萎缩　　　　　C. 风湿热
    D. 脊髓空洞症　　　　　　E. 麻风

8. 浮髌试验阳性提示关节腔有积液超过
    A. 5ml　　　　　　　　　B. 10ml　　　　　　　　C. 20ml
    D. 30ml　　　　　　　　E. 50ml

B 型题

    A. 扁平足
    B. 弓形足
    C. 马蹄足
    D. 足内翻
    E. 足外翻

9. 足纵弓高起,横弓下陷,足背隆起,足趾分开见于

10. 跟骨内旋,前足内收,足纵弓高度增加,站立时足外侧着地,足掌部呈固定性内翻、内收畸形见于

11. 踝关节跖屈,前半足着地见于

    A. 爪形手
    B. 餐叉样畸形
    C. 猿掌

    D. 腕垂症

    E. 杵状指

12. 正中神经损伤可出现

13. Colles 骨折可出现

14. 尺神经损伤可表现为

15. 手指或足趾末端增生、肥厚称为

X 型题

16. 杵状指可见于下列哪些疾病

    A. 慢性肺脓肿   B. 法洛四联症   C. 支气管扩张

    D. 支气管肺癌   E. 肝硬化

四、问答题

1. 试述杵状指的临床意义。

2. 试述脊柱叩击痛的检查方法。

（官文芳）

第九节　神经系统评估

【学习精要】

一、本 章 考 点

1. 运动功能的评估内容。

2. 感觉功能的评估内容。

3. 神经反射的评估内容。

二、重点与难点解析

1. 运动功能评估内容有肌力、肌张力及共济运动。

2. 感觉是作用于各个感受器的各种形式的刺激在人脑中的直接反映。感觉功能的评估内容包括浅感觉、深感觉和复合感觉。

3. 反射包括生理反射和病理反射，根据刺激的部位，又可将生理反射分为浅反射和深反射两部分。生理反射可在健康人体上引出；而在神经系统有病变时出现一些健康人所不能见到的反射则称为病理反射。

【必会技能】

一、运动功能的评估方法和技巧

1. 评估肌力时注意双侧对比。

2. 评估肌张力时让被评估者放松肢体，同时注意双侧对比。

3. 评估共济运动时嘱被评估者先睁眼做相应动作，再闭眼做。避免紧张情绪。

二、感觉功能的评估方法和技巧

1. 评估前做好解释工作。
2. 评估时被评估者保持意识清醒并能配合评估者的要求。
3. 评估时嘱被评估者闭目放松。

三、神经反射的评估方法和技巧

1. 评估前与被评估者进行充分的交流,告知被评估者评估的目的,嘱被评估者尽量放松,避免紧张。
2. 评估时充分暴露检查部位。
3. 评估时注意双侧对比。

四、神经系统评估评分表

神经系统评估评分表

护生姓名: 班级: 学号:

项目	具体内容	标准分	实得分
素质要求	服装鞋帽整齐,举止端庄大方,态度和蔼亲切	10	
操作前准备	洗手,戴口罩,服装鞋帽整齐	5	
	检查物品准备:消毒棉签、叩诊锤、音叉、大头针、钝头竹签、铅笔、橡皮等	5	
	核对被评估者,协助其摆好体位,解释并告知被评估者评估的目的,避免紧张	5	
操作过程	运动功能评估方法正确,能正确区分6级肌力	10	
	能正确的评估感觉功能,能充分与被评估者交流强调避免紧张情绪	5	
	能正确进行浅反射的评估	10	
	深反射评估内容及操作方法正确,掌握其临床意义	15	
	病理反射评估内容及操作方法正确,掌握其临床意义	15	
	脑膜刺激征评估内容及方法正确,掌握其临床意义	10	
总体评价	操作过程中同步语言告知	5	
	操作过程中注意无菌原则	5	
考核结论	通过□ 基本合格□ 不合格□	总得分	

考核教师:

考核日期:

【护考训练】

一、名词解释

1. 肌力　2. 瘫痪　3. 偏瘫　4. 交叉性偏瘫　5. 肌张力　6. 震颤　7. 脑膜刺激征

二、填空题

1. 感觉包括：_____、_____、_____。

2. 神经反射由反射弧完成，反射弧包括 _____、_____、_____、_____、_____。

3. 浅反射是刺激_____或_____引起的反应。

4. 深反射是刺激_____、_____经_____完成的反射。

三、选择题

A 型题

1. 浅反射不包括
   A. 角膜反射   B. 腹壁反射   C. 提睾反射
   D. 跖反射   E. 膝反射

2. 肱三头肌的反射中枢位于
   A. 胸髓 7~8 节   B. 胸髓 9~10 节   C. 胸髓 11~12 节
   D. 颈髓 5~6 节   E. 颈髓 6~7 节

3. 锥体束征不包括
   A. Babinski 征   B. Oppenheim 征   C. Gordon 征
   D. Chaddock 征   E. Kernig 征

4. 深反射不包括
   A. 肱二头肌反射   B. 肱三头肌反射   C. 桡骨骨膜反射
   D. 膝反射   E. 角膜反射

5. 下列哪项是浅感觉
   A. 痛觉   B. 运动觉   C. 位置觉
   D. 震动觉   E. 实体觉

6. 下列肌力的说法中,正确的是
   A. 0 级:完全瘫痪
   B. 1 级:正常肌力
   C. 2 级:能抵抗阻力,但不完全
   D. 3 级:肢体能抬离床面,但不能抗阻力
   E. 4 级:肢体在床面能水平移动

7. 下列哪项是复合感觉
   A. 痛觉   B. 运动觉   C. 位置觉
   D. 震动觉   E. 实体觉

8. 共济失调的评估方法不包括
   A. 角膜反射   B. 跟-膝-胫试验   C. 闭目难立征
   D. 指鼻试验   E. 快速轮替动作

9. 患者,40 岁,与邻居吵架后突然出现剧烈头痛、呕吐。护理体检:颈项强直,Kernig 征阳性,Brudzinski 征阳性,最有可能的诊断是
   A. 脑叶出血   B. 小脑出血   C. 脑干出血
   D. 蛛网膜下腔出血   E. 急性脑膜炎

B 型题

　　A. 腹壁反射

　　B. Babinski 征

　　C. 桡骨骨膜反射

　　D. 瘫痪

　　E. Brudzinski 征

10. 以上哪项为浅反射

11. 以上哪项为深反射

12. 以上哪项为病理反射

13. 以上哪项为脑膜刺激征

　　A. 单瘫

　　B. 偏瘫

　　C. 截瘫

　　D. 交叉性瘫痪

　　E. 硬瘫

14. 一侧肢体瘫痪及对侧脑神经损害是

15. 单一肢体瘫痪是

16. 双侧下肢瘫痪是

17. 一侧上、下肢瘫痪,常伴有同侧脑神经损害是

X 型题

18. 深反射包括

　　A. 膝反射　　　　　　B. 跟腱反射　　　　　　C. 桡骨骨膜反射

　　D. 肱二头肌反射　　　E. 肱三头肌反射

19. 锥体束病损时出现

　　A. Babinski 征　　　　B. Gordon 征　　　　　C. Oppenheim 征

　　D. Chaddock 征　　　 E. Brudzinski 征

20. 脑膜刺激征见于下列哪些疾病

　　A. 锥体束损害　　　　B. 脑膜炎　　　　　　　C. 蛛网膜下腔出血

　　D. 颅内压增高　　　　E. 小脑疾病

四、问答题

1. 肌力如何分级?

2. 试述脑膜刺激征的评估方法。

3. 患者男性,32 岁,在跑步时突然出现剧烈头痛,呕吐。体格检查:体温:37 度,脉搏:76 次/分,呼吸:18 次/分,血压:140/75mmHg。问题:

(1)初步考虑什么诊断?

(2)脑膜刺激征有哪些表现?

(3)病理反射检查有哪些?

(官文芳)

第五章 心理与社会评估

【学习精要】

一、本 章 考 点

1. 心理与社会评估的评估方法。
2. 心理与社会评估的常见评估内容。
3. 评估对象在心理与社会方面现存的或潜在的护理问题。

二、重点与难点解析

1. 对影响评估对象健康的心理与社会状况方面因素的评估,一般综合采用交谈、观察、量表评定以及辅助医学检测等多种方法进行,主客观资料相一致。

2. 心理评估的内容　心理评估的常见评估内容一般包括评估对象的自我概念、认知、有无不良情绪、个性特征以及面临的压力和选择的压力应对方式。

3. 社会评估的内容　社会评估的常见评估内容一般包括评估对象的社会角色、有无社会角色适应不良、家庭状况、社会文化环境以及生活和居住环境等。

4. 心理及社会评估的常见护理问题　综合应用多种评估方法对评估对象的认知、情绪、个性、家庭、所处环境等方面进行细致评估,发现其现存的或潜在的护理问题,如自我概念紊乱、社交障碍、焦虑、抑郁等。

【必会技能】

1. 交谈法　明确交谈的目的,提前设计交谈内容,采用正式或非正式交谈,注意保护评估对象隐私。

2. 观察法　采用自然观察法或控制观察法观察评估对象的面部表情、言语表情、身段表情、躯体反应以及目标行为如潜意识动作等。

3. 量表测评　掌握临床常用、常见的心理及社会评定量表,如 SAS、SDS、住院病人压力评定量表、Procidano 与 Heller 的家庭支持量表、Smilkstein 的家庭功能量表。

表 5-1　Zung 焦虑自评量表(SAS)

评定项目	偶尔	有时	经常	持续
1. 我感到比往常更加神经过敏和焦虑	1	2	3	4
2. 我无缘无故感到担心	1	2	3	4

续表

评定项目	偶尔	有时	经常	持续
3. 我容易心烦意乱或感到恐慌	1	2	3	4
4. 我感到我的身体好像被分成几块,支离破碎	1	2	3	4
*5. 我感到事事都很顺利,不会有倒霉的事情发生	4	3	2	1
6. 我的四肢抖动和震颤	1	2	3	4
7. 我因头痛、颈痛、背痛而烦恼	1	2	3	4
8. 我感到无力且容易疲劳	1	2	3	4
*9. 我感到很平静,能安静坐下来	4	3	2	1
10. 我感到我的心跳较快	1	2	3	4
11. 我因阵阵的眩晕而不舒服	1	2	3	4
12. 我有阵阵要昏倒的感觉	1	2	3	4
*13. 我呼吸时进气和出气都不费力	4	3	2	1
14. 我的手指和脚趾感到麻木和刺痛	1	2	3	4
15. 我因胃痛和消化不良而苦恼	1	2	3	4
16. 我必须时常排尿	1	2	3	4
*17. 我的手总是很温暖而干燥	4	3	2	1
18. 我觉得脸发热发红	1	2	3	4
*19. 我容易入睡,晚上休息很好	4	3	2	1
20. 我做噩梦	1	2	3	4

使用说明:请患者根据最近1周的实际情况在相应栏内打"√"。如评估对象文化程度太低以致看不懂问题内容,可由评估者逐项念给评估对象听,然后由评估对象自己作出评定。每一项目按1、2、3、4四级评分。注＊号者,是用正性词陈述的,按4~1顺序反向计分。评定完后将20项评分相加,得总分,然后乘以1.25,取其整数部分,即得到标准总分。正常总分值为50分以下。50~59分,轻度焦虑;60~69分,中度焦虑;70~79分,重度焦虑

表 5-2　Zung 抑郁自评量表(SDS)

评定项目	偶尔	有时	经常	持续
1. 我觉得闷闷不乐,情绪低沉。	1	2	3	4
*2. 我觉得一天之中早晨最好。	4	3	2	1
3. 我一阵阵地哭出来或是想哭。	1	2	3	4
4. 我晚上睡眠不好。	1	2	3	4
*5. 我的胃口跟以前一样。	4	3	2	1
*6. 我跟异性交往时像以前一样开心。	4	3	2	1
7. 我发现自己体重下降。	1	2	3	4
8. 我有便秘的烦恼。	1	2	3	4
9. 我的心跳比平时快。	1	2	3	4
10. 我无缘无故感到疲劳。	1	2	3	4
*11. 我的头脑象往常一样清楚。	4	3	2	1
*12. 我觉得经常做的事情并没有困难。	4	3	2	1
13. 我感到不安,心情难以平静。	1	2	3	4

续表

评定项目	偶尔	有时	经常	持续
*14. 我对未来抱有希望。	4	3	2	1
15. 我比以前更容易生气激动。	1	2	3	4
*16. 我觉得决定什么事很容易。	4	3	2	1
*17. 我觉得自己是个有用的人,有人需要我。	4	3	2	1
*18. 我的生活过的很有意思。	4	3	2	1
19. 假如我死了别人会过得更好。	1	2	3	4
*20. 平常感兴趣的事情我照样感兴趣。	4	3	2	1

使用说明:同焦虑自评量表。正常总分值为50分以下。50~59分,轻度抑郁;60~69分,中度抑郁;70~79分,重度抑郁

表5-3 住院病人压力评定量表

事件	权重	事件	权重
1. 和陌生人同居一室	13.9	26. 担心给医务人员增添麻烦	24.5
2. 不得不改变饮食习惯	15.4	27. 想到住院后收入会减少	25.9
3. 不得不睡在陌生床上	15.9	28. 对药物不能忍受	26.0
4. 不得不穿患者衣服	16.0	29. 听不懂医护人员的话	26.4
5. 四周有陌生机器	16.0	30. 想到将长期用药	26.4
6. 夜里被护士叫醒	16.9	31. 家人没来探视	26.5
7. 生活上不得不依赖他人帮助	17.0	32. 不得不手术	26.9
8. 不能在需要时读报、看电视、听收音机	17.7	33. 因住院而不得不离家	27.1
9. 同室病友探访者太多	18.1	34. 毫无预测而突然住院	27.2
10. 四周气味难闻	19.1	35. 按呼叫器无人应答	27.3
11. 不得不整天睡在床上	19.4	36. 不能支付医疗费用	27.4
12. 同室病友病情严重	21.2	37. 有问题得不到解答	27.6
13. 排便排尿需他人帮助	21.5	38. 思念家人	28.4
14. 同室患者不友好	21.6	39. 靠鼻饲进食	29.2
15. 没有亲友探视	21.7	40. 用止痛药无效	31.2
16. 病房色彩太鲜艳、太刺眼	21.7	41. 不清楚治疗目的和效果	31.9
17. 想到外貌会改变	22.7	42. 疼痛时未用止疼药	32.4
18. 节日或家庭纪念日	22.3	43. 对疾病缺乏认识	34.0
19. 想到手术或其他治疗可能带来的痛苦	22.4	44. 不清楚自己的诊断	34.1
20. 担心配偶疏远	22.7	45. 想到自己可能再也不能说话	34.5
21. 只能吃不对胃口的食物	23.1	46. 想到可能失去听力	34.5
22. 不能与家人、朋友联系	23.4	47. 想到自己患了严重疾病	34.6
23. 对医生护士不熟悉	23.4	48. 想到会失去肾脏或其他器官	39.2
24. 因事故住院	23.6	49. 想到自己可能得了癌症	39.2
25. 不知接受治疗护理的时间	24.2	50. 想到自己可能失去视力	40.6

使用说明:该表用于测评患者住院期间可能经历的压力因素,并用权重表明各因素影响力大小,既可评估压力源,又可明确压力源的性质和影响力。使用时,嘱评估对象仔细阅读,在适合自己情况的项目上打钩,累积分值越高,压力越大

表5-4 Procidano与Heller的家庭支持量表

内容	是	否
1. 我的家人给予我所需的精神支持		
2. 遇到棘手的事时,我的家人帮我出主意:		
3. 我的家人愿意倾听我的想法		
4. 我的家人给予我情感支持		
5. 我与我的家人能开诚布公地交谈		
6. 我的家人分享我的爱好与兴趣		
7. 我的家人能时时察觉到我的需求		
8. 我的家人善于帮助我解决问题		
9. 我与家人感情深厚		

评分方法:是=1分,否=0分。总得分越高,家庭支持度越高

表5-5 Smilkstein的家庭功能量表

内容	总是	经常	有时	很少	从不
1. 当我遇到困难时,可从家人处得到满意的帮助 补充说明:	4	3	2	1	0
2. 我很满意家人与我讨论与分担问题的方式 补充说明:	4	3	2	1	0
3. 当我从事新活动或希望发展时,家人能接受并给我支持 补充说明:	4	3	2	1	0
4. 我很满意家人对我表达感情的方式以及对我情绪(如愤怒、悲伤、爱)的反应 补充说明:	4	3	2	1	0
5. 我很满意家人与我共度时光的方式 补充说明:	4	3	2	1	0

评价标准:总分为0分~20分;总分越高,表示家庭功能越好。15分~20分,表示家庭功能良好;9分~14分表示家庭功能轻度障碍;0分~8分表示家庭功能严重障碍

4. 医学检测 如测心率、血压、血浆肾上腺皮质激素浓度等,其作用主要是为心理评估提供辅助的客观资料。

【护考训练】

一、名词解释

1. 心理评估 2. 自我概念 3. 体像 4. 认知 5. 思维 6. 情绪与情感 7. 个性 8. 压力 9. 压力源 10. 压力反应 11. 压力应对 12. 角色 13. 家庭 14. 家庭生活周期 15. 家庭危机 16. 文化休克

二、填空题

1. 心理评估常见的评估方法主要包括＿＿＿＿＿＿、＿＿＿＿＿＿、＿＿＿＿＿、
＿＿＿＿＿。其中，＿＿＿＿＿是心理评估最基本的方法。

2. 临床患者最常见也是最需要护理干预的情绪状态是＿＿＿＿＿＿、＿＿＿＿＿＿。

3. 社会评估的内容主要包括＿＿＿＿＿＿、＿＿＿＿＿＿、＿＿＿＿＿＿。

4. 家庭结构主要包括＿＿＿＿＿、＿＿＿＿＿、＿＿＿＿＿、＿＿＿＿＿、＿＿＿＿＿
五个方面。

5. 文化休克的分期分别为＿＿＿＿＿、＿＿＿＿＿、＿＿＿＿＿。

三、选择题

A 型题

1. 心理评估的方法不包括
   A. 会谈法　　　　　　　　B. 观察法　　　　　　　　C. 社会调查法
   D. 量表评定法　　　　　　E. 医学检查法

2. 人的个性特征的核心成分是
   A. 能力　　　　　　　　　B. 气质　　　　　　　　　C. 智力
   D. 性格　　　　　　　　　E. 理想

3. 抑郁症患者在自杀前的典型心理特点是
   A. 孤独　　　　　　　　　B. 焦虑　　　　　　　　　C. 恐惧
   D. 冲动性　　　　　　　　E. 紧张性

4. 护士应有的心理和行为中不包括
   A. 具有同情心和爱心　　　　　　B. 语言应用简练，具有鼓励性
   C. 满足患者的一切需要　　　　　D. 善于控制自己的情感
   E. 具有协调各种人际关系的能力

5. SAS 评估以下什么内容
   A. 智力水平　　　　　　　B. 人格特征　　　　　　　C. 焦虑症状
   D. 抑郁症状　　　　　　　E. 心理症状

6. SDS 评估以下什么内容：
   A. 智力水平　　　　　　　B. 人格特征　　　　　　　C. 焦虑症状
   D. 抑郁症状　　　　　　　E. 心理症状

7. 关于 SDS，下述哪一项是错误的
   A. 有 20 个项目　　　　　B. 使用简便　　　　　　　C. 有 10 个反向项目
   D. 分三级评分　　　　　　E. 抑郁量表

8. 关于 SAS，下述哪一项是错误的
   A. 有 20 个项目　　　　　B. 使用简便　　　　　　　C. 焦虑量表
   D. 分四级评分　　　　　　E. 有 10 个反向项目

9. Duvall 将家庭生活周期分为几个阶段
   A. 3 个阶段　　　　　　　B. 5 个阶段　　　　　　　C. 6 个阶段
   D. 7 个阶段　　　　　　　E. 8 个阶段

10. 评估环境对健康的影响，应从以下哪几个方面进行

    A. 经济状况　　　　　　　　B. 受教育情况　　　　　　C. 生活方式

    D. 家庭环境　　　　　　　　E. 以上都是

11. 文化的特性不包括

    A. 民族性　　　　　　　　　B. 单一性　　　　　　　　C. 共享性

    D. 获得性　　　　　　　　　E. 继承性

12. 导致住院患者发生文化休克的原因是

    A. 与家人分离　　　　　　　B. 缺乏沟通　　　　　　　C. 日常活动改变

    D. 对疾病和治疗的恐惧　　　E. 以上都是

13. 患者男,39岁,家住公寓第28层,每当其到阳台晾衣服时,即感觉头晕、恶心、心悸、手足颤抖、出汗、呼吸加快,半年前曾因此而突然晕倒。此人存在的护理问题是

    A. 恐惧　　　　　　　　　　B. 抑郁　　　　　　　　　C. 焦虑

    D. 悲哀　　　　　　　　　　E. 愤怒

14. 患者女,49岁,因患乳腺癌于2年前切除了左侧乳腺,最近又发现右侧乳腺癌,需行右侧乳腺切除术,患者得知这一真相后号啕大哭。该患者主要的护理问题是

    A. 恐惧　　　　　　　　　　B. 抑郁　　　　　　　　　C. 焦虑

    D. 悲哀　　　　　　　　　　E. 愤怒

X 型题

15. 下列哪些符合会谈法的含义

    A. 有目的的会话

    B. 在接见者和来访者之间进行

    C. 为了沟通双方的感情

    D. 心理咨询与治疗的一种技术

    E. 随便聊天

16. 属于心理评估常用方法的是

    A. 观察法　　　　　　　　　B. 会谈法　　　　　　　　C. 实验法

    D. 测验法　　　　　　　　　E. 调查法

17. 评估社会环境对健康的影响,应从以下哪几个方面进行

    A. 经济状况　　　　　　　　B. 受教育情况　　　　　　C. 生活方式

    D. 社会关系与社会支持　　　E. 噪音

18. 属于社会评估常用方法的是

    A. 观察法　　　　　　　　　B. 会谈法　　　　　　　　C. 实验法

    D. 测验法　　　　　　　　　E. 调查法

四、问答题

1. 简述心理评估的评估内容。

2. 简述社会评估的评估内容。

3. 简述心理社会评估常用检查方法。

4. 简述文化休克的分期与表现。

5. 患者,女,20岁。因丧失兴趣、情绪低落、想哭泣、感到前途无望、有自杀的想法,伴有睡眠障碍,并对自己的身体过分关心而来到心理门诊求医。问题:

    如果需给她作临床评定,应考虑选用的量表是什么?

6. 某男,33 岁,已婚,大学毕业,某机关公务员,其妻31 岁,小学教师,育有一子,4 岁。问题:

(1)该家庭属何种类型?

(2)该家庭处于家庭生活周期哪一期?

(李秀丽)

第六章 实验室检查

【学习精要】

一、本章考点

1. 血液、尿液、粪便检测的参考值及其临床意义。
2. 肾功能及肝功能的参考值及其临床意义。
3. 脑脊液及浆膜腔液的一般性状、化学检查及显微镜检查的临床意义。
4. 临床生化各项检查的参考值和临床意义。

二、重点与难点解析

第一节 血液检查

一、红细胞计数和血红蛋白测定

1. 参考值

	血红蛋白（g/L）	红细胞计数（$\times 10^{12}$/L）
成年男性	120～160	4.0～5.5
成年女性	110～150	3.5～5.0
新生儿	170～200	6.0～7.0

2. 红细胞和血红蛋白增多　成年男性红细胞 $>6.0 \times 10^{12}$/L，血红蛋白 >170g/L。成年女性红细胞 $>5.5 \times 10^{12}$/L，血红蛋白 >160g/L。

（1）相对增多

①血浆容量减少，使红细胞容量相对增加。

②见于严重呕吐，腹泻，大量出汗，大面积烧伤等。

（2）绝对增多

①红细胞生成素代偿性增加：血氧饱和度减低所引起，红细胞增多的程度与缺氧程度成正比。生理性红细胞生成素代偿性增加见于新生儿，高原居民及剧烈运动等。病理性红细胞生成素代偿性增加见于严重的慢性心、肺疾患。

②红细胞生成素非代偿性增加：红细胞生成素增加与某些肿瘤或肾脏疾患有关。

3. 红细胞和血红蛋白减少

(1)生理性减少:见于婴幼儿及 15 岁以前的儿童,妊娠中、晚期和部分老年人。

(2)病理性减少:见于各种原因所致的贫血。

二、白细胞计数及分类

(一) 白细胞计数

1. 参考值

成人	$(4 \sim 10) \times 10^9/L$
新生儿	$(15 \sim 20) \times 10^9/L$
6 个月 ~2 岁	$(11 \sim 12) \times 10^9/L$

2. 临床意义

(1)成人白细胞总数高于 $10 \times 10^9/L$,称白细胞增多;低于 $4 \times 10^9/L$,称白细胞减少。

(2)白细胞增多或减少主要受中性粒细胞数量的影响。淋巴细胞等数量上的改变也会引起白细胞总数的变化。

(二) 中性粒细胞

1. 中性粒细胞增多　①急性感染;②严重组织损伤或坏死;③急性大出血;④急性中毒;⑤白血病、骨髓增生性疾病及恶性肿瘤等。

2. 中性粒细胞减少

(1)白细胞总数低于 $4 \times 10^9/L$ 时称白细胞减少。

(2)中性粒细胞的绝对值低于 $1.5 \times 10^9/L$,称为粒细胞减少症。

(3)低于 $0.5 \times 10^9/L$ 称为粒细胞缺乏症。

(4)引起中性粒细胞减少的原因有:①感染性疾病;②血液系统疾病;③化学、物理因素;④单核-巨噬细胞系统功能亢进;⑤某些自身免疫性疾病。

3. 中性粒细胞的核象变化

(1)核左移

①周围血中出现不分叶核粒细胞的百分数超过 5% 时,称为核左移。

②常见于急性化脓性细菌所致的感染、急性失血、急性中毒及急性溶血反应等。

③白血病和类白血病也可出现核极度左移现象。

(2)核右移

①周围血液中 5 叶以上的粒细胞百分数超过 3% 者称核右移。

②主要见于造血功能衰退及巨幼细胞贫血、也可见于应用抗代谢药物等。

③在炎症的恢复期,可出现一过性核右移。

④如在疾病进展期突然出现核右移的变化,则表示预后不良。

4. 中性粒细胞形态异常

(1)中性粒细胞的中毒性改变:见于病程较长的化脓性炎症或慢性感染。

(2)巨多分叶核中性粒细胞:多见于巨幼细胞贫血或应用抗代谢药物治疗后。

(3)棒状小体:一旦出现在细胞中,就可诊断为急性白血病。急性淋巴细胞白血病无此种小体,而在急性粒细胞白血病和急性单核细胞白血病时,则可见到。

(三) 嗜酸性粒细胞

1. 参考值　为 0.5% ~5% ;绝对值为 $(0.05 \sim 0.5) \times 10^9/L$。

2. 临床意义

(1)嗜酸性粒细胞增多

①过敏性疾病如支气管哮喘、药物过敏反应、荨麻疹等。

②寄生虫病如血吸虫病、蛔虫病等。

③皮肤病如湿疹、银屑病等。

④血液病如淋巴瘤、慢性粒细胞白血病等。

⑤某些传染病及恶性肿瘤等。

⑥某些传染病。

⑦其他。

(2)嗜酸性粒细胞减少:见于伤寒、副伤寒初期及长期应用肾上腺皮质激素后,其临床意义甚小。

(四)嗜碱性粒细胞

1. 参考值　为 0~1%;绝对值为(0~0.1)×10^9/L。

2. 临床意义

(1)嗜碱性粒细胞增多

①见于过敏性疾病。

②某些血液病如慢性粒细胞性白血病等。

③某些恶性肿瘤。

(2)嗜碱性粒细胞减少:无临床意义。

(五)淋巴细胞

1. 参考值　20%~40%,绝对值为(0.8~4)×10^9/L。

2. 临床意义

(1)淋巴细胞增多

①病毒感染。

②肿瘤性疾病:急性和慢性淋巴细胞白血病,淋巴瘤等。

③急性传染病的恢复期。

④移植排斥反应。

(2)淋巴细胞减少:见于放射线损伤、先天性或获得性免疫缺陷综合征、应用烷化剂及长期应用肾上腺皮质激素等。

(六)单核细胞

1. 参考值　3%~8%;绝对值为(0.12~0.8)×10^9/L。

2. 临床意义

(1)单核细胞增多

①生理性增多,见于婴幼儿及儿童。

②病理性增多,见于某些感染。

(2)单核细胞减少:无临床意义。

三、网织红细胞的测定

1. 参考值　百分数 0.005~0.015;绝对数(24~84)×10^9/L。

2. 临床意义

（1）网织红细胞增多：表示骨髓红细胞系增生旺盛，见于急性失血、溶血性贫血；某些贫血患者治疗后。某些贫血病人治疗有效时，如补充铁或 VitB$_{12}$ 及叶酸后。

（2）网织红细胞减少：表示骨髓造血功能减低，见于再生障碍性贫血，在骨髓病性贫血（如急性白血病等）时，骨髓中异常细胞大量浸润，使红细胞增生受到抑制，网织红细胞也会减少。

四、血小板计数

1. 参考值 $(100 \sim 300) \times 10^9 / L$。

2. 临床意义

（1）血小板减少：低于 $100 \times 10^9 / L$ 时。

①血小板的生成障碍：见于再生障碍性贫血、放射性损伤、巨幼红细胞性贫血、急性白血病及骨髓纤维化晚期等。

②血小板破坏或消耗过多：见于原发性血小板减少性紫癜、恶性淋巴瘤、上呼吸道感染、风疹等。

③血小板分布异常：见于脾肿大、血液被稀释（输入大量血浆或大量库存血）等。

（2）血小板增多：超过 $400 \times 10^9 / L$。

①原发性增多：见于原发性血小板增多症、骨髓增生性疾病，如骨髓纤维化早期、慢性粒细胞性白血病、真性红细胞增多症等。

②反应性增多：见于急性溶血、急性感染、某些癌症。

五、红细胞沉降率测定

1. 定义 指红细胞在一定条件下沉降的速率。

2. 参考值 男性 $0 \sim 15$mm/1h 末，女性 $0 \sim 20$mm/1h 末。

3. 临床意义

（1）红细胞沉降率增快

1）生理性增快：常见于 12 岁以下的儿童、60 岁以上的高龄者、妇女月经期、妊娠 3 个月以上。

2）病理性增快

①各种炎症性疾病。

②组织损伤及坏死。

③恶性肿瘤。

④各种原因导致血浆球蛋白相对或绝对增高时。

（2）红细胞沉降率减慢：临床意义较小。

六、血细胞比容测定

1. 定义 又称红细胞压积，是指抗凝全血经离心沉淀后，每升血液中红细胞所占容积的比例。

2. 参考值

微量法：男性：(0.467 ± 0.039)L/L；女性：(0.421 ± 0.054)L/L。

温氏法：男性：$0.40 \sim 0.50$L/L（$40 \sim 50$vol%）；平均 0.45L/L。

女性:0.37~0.48L/L(37~48vol%);平均0.40L/L。

3. 临床意义

(1)血细胞比容增高

①相对增高见于各种原因所致的血液浓缩。

②绝对性增多见于真性红细胞增多症。

(2)血细胞比容减低

①见于各种原因引起的贫血。

②由于贫血类型不同,红细胞体积大小不一致,血细胞比容的减少与红细胞数减少不一定成正比。

七、红细胞平均值的计算

1. 平均血细胞比容积　指全血中每个红细胞的平均体积,参考值为手工法 82~92fl、血细胞分析法 80~100fl。

2. 平均红细胞血红蛋白量　全血中每个红细胞内所含血红蛋白的平均量,参考值为手工法 27~31pg、血细胞分析法 27~34pg。

3. 平均红细胞血红蛋白浓度　指全血中每升血液中平均所含血红蛋白浓度。

参考值为 320~360g/L(32%~36%)。

4. MCV、MCH、MCHC 互为关联,常一起测定。

八、红细胞体积分布宽度测定

1. 红细胞体积分布宽度测定是反映外周血红细胞体积异质性的参数。常用仪器所测得为红细胞体积大小的变异系数。

2. 参考值　RDW-CV:11.5%~14.5%。

3. 临床意义

(1)用于缺铁性贫血的诊断和鉴别诊断。

(2)用于贫血的形态学分类。

九、出血与凝血检查

(一)出血时间

出血时间是指人工将皮肤毛细血管刺破后,血液自然流出到自然停止所需的时间。

1. 参考值

①Duke 法:1~3min,>4min 为异常。

②lvy 法:2~6min,>7min 为异常。

③出血时间测定器法:(6.9±2.1)min,>9min 为异常。

2. 临床意义

(1)BT 延长

①见于血小板减少。

②血小板功能异常。

③血管壁异常。

④凝血因子缺乏或功能异常。

⑤药物影响。

(2)BT 缩短:见于血栓前状态或血栓性疾病。

（二）凝血时间

凝血时间是指血液离体后至完全凝固所需的时间。

1. 参考值　玻璃管法 6 ~ 12min;硅管法 15 ~ 32min。

2. 临床意义

(1)CT 延长:见于血友病、严重肝病、弥散性血管内凝血的后期和应用肝素治疗等。

(2)CT 缩短:见于弥散性血管内凝血早期、血栓性疾病等。

（三）毛细血管抵抗力试验

毛细血管抵抗力试验又称毛细血管脆性试验或束臂试验。

1. 参考值　直径 5cm 圆圈内新出血点的数目:男性 <5 个;女性及儿童 <10 个。正常人为阴性。

2. 临床意义　新出血点的数目超过正常为阳性。见于:

(1)血管壁结构和(或)功能异常。

(2)血小板数量或质异常。

（四）血浆凝血酶原时间测定

血浆凝血酶原时间测定是指在血浆中加入组织凝血活酶和钙离子后,测定血浆凝固所需的时间。是反映外源性凝血系统的筛选试验。

1. 参考值　11 ~ 13s,测定值超过正常对照值 3s 以上为异常。

2. 临床意义:

(1)PT 延长:见于:①先天性凝血因子 Ⅱ、Ⅴ、Ⅶ、Ⅹ 缺乏;②后天性凝血因子缺乏;③血液循环中抗凝物质增多。

(2)PT 缩短:见于血栓前状态或血栓性疾病。

(3)口服抗凝剂的监测:在应用口服抗凝剂的过程中需进行实验室监测以防出血。

第二节　尿 液 检 查

一、尿液标本的收集和保存

1. 容器　应尽量使用一次性专用的容器;如使用其他容器应避免污染。

2. 时间　夏天不应超过 1 小时,冬天不应超过 2 小时。

3. 标本保存　有冷藏法和化学法。

(1)冷藏:将标本置于(2 ~ 8℃)冰箱内保存 6 ~ 8 小时,避免结冰。

(2)化学防腐:①甲苯:用于尿糖、尿蛋白检测时防腐;②甲醛:检测细胞和管型时防腐;③麝香草酚:用于尿电解质、结核杆菌检测时防腐;④盐酸:可用于尿 17-羟类固醇、尿 17-酮类固醇、肾上腺素或去甲肾上腺素、儿茶酚胺等化学成分定量检测防腐。

4. 尿液标本的种类

(1)晨尿

(2)随机尿

(3)定时尿

(4)清洁中段尿

(5)餐后尿

二、一般性状检查

1. 尿量

(1)参考值：成人为 1000～2000ml/24h；儿童按体重计算尿量，比成人多 3～4 倍。

(2)临床意义

1)尿量增多：成人尿量 >2500ml/24h。见于

①暂时性多尿，由于饮水过多、应用利尿药、输液过多等。

②病理性多尿，见于尿崩症、糖尿病及肾脏疾病等。

2)少尿：尿量 <400ml/24h 或 <17ml/h 称为少尿，12h 无尿液排出或低于 100ml/24h 则称为无尿。见于：

①肾前性少尿：各种原因导致肾小球滤过率不足引起。

②肾性少尿：各种肾实质性病变引起。

③肾后性少尿：因结石、尿路狭窄、肿瘤压迫引起尿路梗阻或排尿功能障碍所致。

2. 尿液外观

(1)血尿

1)血尿：尿中含有一定量的红细胞。

2)肉眼血尿：每升尿中含血量超过 1ml，尿液外观呈淡红色、红色、洗肉水样或混有血凝块。

3)镜下血尿：如尿液外观变化不明显，离心沉淀后，镜检每高倍视野红细胞平均大于 3 个。

4)见于泌尿系统炎症、结核、结石、肿瘤、外伤等；也可见于血液系统疾病，如血友病、血小板减少性紫癜等。

(2)血红蛋白尿及肌红蛋白尿

1)尿液呈浓茶色、红葡萄酒色或酱油色。

2)见于严重的血管内溶血。

3)正常人剧烈运动后也可偶见肌红蛋白尿。

(3)胆红素尿：见于胆汁淤积性黄疸及肝细胞性黄疸。

(4)菌尿或脓尿

1)新鲜尿液呈云雾状(菌尿)或白色混浊(脓尿)。

2)加热或加酸均不能使混浊消失。

3)见于泌尿系统感染。

(5)乳糜尿：呈稀牛奶状，称为乳糜尿

3. 气味

(1)正常尿液呈芳香气味，久置后尿素分解出现氨臭味。

(2)新鲜尿即有氨臭味见于膀胱炎或尿潴留。

(3)有机磷中毒者，尿带有蒜臭味。

(4)糖尿病酮症酸中毒可有烂苹果味。

4. 酸碱反应　pH 约 6.5。波动在 4.5～8.0 之间。

（1）尿 pH 降低

1）见于酸中毒、糖尿病、高热、痛风或口服维生素 C、氯化铵等酸性药物。

2）低钾性代谢性碱中毒时，排酸性尿为其特征之一。

（2）尿 pH 增高：见于碱中毒、膀胱炎、肾小管性酸中毒、服用利尿药及尿潴留等。

5. 尿液比密

（1）参考值：成人为 1.015~1.025，晨尿最高，一般大于 1.020；婴幼儿尿液比密偏低。

（2）临床意义

1）尿液比密增高：血容量不足导致的肾前性少尿、糖尿病、急性肾小球肾炎、脱水、高热等。

2）尿液比密降低：见于大量饮水、尿崩症、慢性肾小球肾炎、慢性肾衰竭等。

三、化 学 检 查

1. 尿蛋白

（1）参考值：定性阴性，定量为 0~80mg/24h。

（2）临床意义：尿蛋白定性试验阳性或定量试验超过 150mg/24h 尿时，称蛋白尿。

1）生理性蛋白尿：机体在剧烈运动，发热，寒冷使肾血管痉挛，充血，导致肾小球毛细血管壁通透性增加。

2）病理性蛋白尿

①肾小球性蛋白尿：各种原因导致肾小球滤过膜通透性及电荷屏障受损，血浆蛋白大量滤入原尿，超过肾小管重吸收能力。

②肾小管性蛋白尿：是指炎症或中毒等因素引起肾小管重吸收功能障碍所致的蛋白尿。

③混合性蛋白尿：见于肾小球和肾小管同时受损的疾病。

④溢出性蛋白尿：因血浆中出现异常增多的低分子相对质量蛋白质，经肾小球滤出过多，超过肾小管的重吸收能力所致的蛋白尿。

⑤假性蛋白尿：指肾脏以下泌尿器官疾病产生大量脓、血、黏液等含蛋白质成分物质，使尿蛋白呈阳性。

2. 尿糖

（1）参考值：定性：阴性；定量：0.56~5.0mmol/24h。

（2）临床意义

1）血糖增高性糖尿：糖尿病最为常见。其他使血糖升高的内分泌疾病如甲状腺功能亢进、嗜铬细胞瘤、库欣综合征等均可出现糖尿。

2）血糖正常性糖尿：血糖浓度正常，由于肾阈值下降产生糖尿，也称肾性糖尿。见于慢性肾小球肾炎、家族性肾性糖尿或肾病综合征等。

3）暂时性糖尿

①生理性糖尿：短时间内进食大量碳水化合物或静脉注入大量葡萄糖可引起血糖暂时性升高从而出现尿糖阳性。

②应激性糖尿：由于颅脑外伤、脑出血、急性心肌梗死及精神刺激等因素，使肾上腺素或胰高血糖素大量分泌或延髓血糖中枢受到刺激而致尿糖阳性。

4）其他糖尿：肝功能严重破坏所致果糖或半乳糖性糖尿；妊娠期及哺乳期妇女产生的乳糖尿；经尿液中排出的药物，如阿司匹林、异烟肼等以及尿中含维生素 C、尿酸等物质浓度过高时,均可使尿糖定性试验试剂中的成分产生还原反应造成假性糖尿。

3. 尿酮体

(1)尿酮体是β-羟丁酸、乙酰乙酸和丙酮的总称。

(2)参考值为阴性。

(3)临床意义

1)糖尿病性酮尿:是糖尿病酮症酸中毒昏迷的前期指标,此时多伴有高糖血症和糖尿,而对接受苯乙双胍等双胍类药物治疗者,虽出现酮尿,但血糖及尿糖正常。

2)非糖尿病性酮尿:因糖代谢障碍而出现酮尿。

4. 尿胆红素与尿胆原测定

(1)参考值

1)尿胆红素:定性为阴性;定量为≤2mg/L。

2)尿胆原:定性为阴性或弱阳性,定量为≤10mg/L。

(2)临床意义

1)尿胆红素增高:见于急性黄疸性肝炎、胆汁淤积性黄疸等。

2)尿胆原增高:见于肝细胞性黄疸及溶血性黄疸等。

3)尿胆原降低:见于胆汁淤积性黄疸等。

四、显微镜检查

1. 参考值

红细胞:玻片法0~3个/HP,定量检查0~5个/μl。

白细胞:玻片法0~5个/HP,定量检查0~10个/μl。

肾小管上皮细胞:无。

变移上皮细胞:无或偶见。

透明管型:0~偶见/HP。

生理性结晶:可见磷酸盐、草酸钙、尿酸等结晶。

2. 临床意义

(1)细胞

1)红细胞

①多形性红细胞>80%时,称肾小球源性血尿。

②多形性红细胞<50%时,称非肾小球源性血尿。

2)白细胞和脓细胞:如发现每高倍视野中白细胞超过5个即为增多,称为镜下脓尿。若有大量白细胞,多为泌尿系统感染如肾盂肾炎、膀胱炎等。成年女性生殖系统有炎症时,常有阴道分泌物混入尿内,除有成团脓细胞外,伴有扁平上皮细胞。

3)上皮细胞

①如出现肾小管上皮细胞则提示肾实质已有损害。

②出现变移上皮细胞则提示肾盂、输尿管、膀胱、尿道的炎症,大量出现应警惕变移上皮细胞癌。

③检测出复层扁平上皮细胞则提示尿道炎,女性尿道有时混有来自阴道的复层扁平上皮细胞。

(2)管型

1）透明管型：肾病综合征、慢性肾炎、恶性高血压和心力衰竭的病人可见增多。老年人清晨浓缩尿中可偶见；剧烈运动及体力劳动后、发热时可出现一过性增多。

2）颗粒管型：粗颗粒管型见于慢性肾炎、肾盂肾炎或某些药物中毒等原因引起的肾小管损伤；细颗粒管型见于慢性肾炎或急性肾小球肾炎后期。

3）细胞管型：肾小管上皮细胞管型为肾实质损害的最可靠试验诊断之一。

4）蜡样管型：提示严重的肾小管变性坏死，预后不良。

5）脂肪管型：常见于肾小管损伤性疾病、肾病综合征及慢性肾小球肾炎急性发作。

6）宽幅管型：常见于慢性肾衰竭少尿期，提示预后不良，故又称肾功能不全管型。

（3）结晶：常见的有尿酸结晶、草酸钙结晶和磷酸结晶，少量出现无临床意义，若结晶伴有较多红细胞出现在新鲜尿中，多为尿路结石所致。

第三节　粪便检查

一、标本的采集

1. 宜采用自然排便法留取粪便标本。

2. 一般留取拇指样大小的粪便。作血吸虫毛蚴孵化、计数寄生虫虫卵或成虫等应留取全部粪便。蛲虫虫卵检查应使用透明薄膜拭子于清晨排便前自肛门周围的皱襞处拭取标本送检。

3. 注意采集病理性粪便成分。

4. 粪便标本不应混入尿液或其他物质。

5. 若检查阿米巴滋养体，标本应25℃保温并立即送检，以提高阳性检出率。

6. 粪便隐血实验前三天禁食肉类、动物血、铁剂或维生素 C 等。

7. 粪便标本采集后应尽早送检，一般不应超过 1 小时。

8. 必须用清洁、不透水的一次性容器。

二、一般性状检查

1. 量　正常人每日排便 1 次，约为 100～300g，随进食量、食物种类和消化器官功能状态而变化。

2. 颜色与性状　正常粪便为棕黄色成形软便。病理情况下常有如下改变：

（1）鲜血便：见于肠道下段出血性疾病。

（2）柏油样便：见于各种原因引起的上消化道出血。食用大量动物血、肝或口服铁剂也可使粪便呈黑色，隐血试验阳性。

（3）脓性或脓血便：当肠道下段有病变，如痢疾、溃疡性结肠炎、局限性肠炎、结肠及直肠癌等，多表现为脓性或脓血便。

（4）黏液便：见于各类肠炎、细菌性痢疾等。

（5）白陶土样便：见于各种原因引起的胆管阻塞。

（6）米泔样便：见于霍乱和副霍乱。

（7）细条状便：提示直肠狭窄，多见于直肠癌。

（8）乳凝块便：婴儿粪便中可出现。

（9）稀糊状或水样便：见于各种感染性和非感染性腹泻。

3. 气味　正常粪便因含吲哚及粪臭素等，故有臭味。

（1）患慢性肠炎、胰腺疾病、结肠及直肠癌溃烂时有恶臭。

（2）阿米巴肠炎粪便呈血腥臭味。

（3）脂肪及糖类消化或吸收不良时粪便呈酸臭味。

4. 寄生虫体　粪便中肉眼可见到的寄生虫有蛔虫、蛲虫、绦虫和姜片虫等。

三、化 学 检 查

1. 隐血试验

（1）参考值：阴性。

（2）临床意义：对消化道出血鉴别诊断有一定意义。

1）消化性溃疡：阳性率为 40%～70%，呈间歇性。

2）消化道恶性肿瘤：如胃癌，结肠癌阳性率约 95%，呈持续性阳性。

3）急性胃黏膜病变、肠结核、钩虫病、溃疡性结肠炎等，隐血试验常为阳性。

2. 粪胆色素检查

（1）参考值：正常粪便粪胆红素阴性；粪胆素阳性

（2）临床意义

1）粪胆红素阳性见于婴幼儿粪便或成人腹泻。

2）粪胆素减少或消失见于胆道梗阻，完全梗阻时呈阴性，不完全梗阻则可能呈弱阳性。

四、显微镜检查

1. 细胞检查

（1）红细胞：正常粪便中无红细胞，当下消化道有炎症或出血，如息肉、细菌性痢疾、阿米巴痢疾、溃疡性结肠炎、下消化道肿瘤等时可见红细胞。

（2）白细胞：正常粪便时不见或偶见，肠道炎症时增多，其数量多少与炎症轻重及部位有关。

（3）巨噬细胞：为一种吞噬较大异物的单核细胞，见于细菌性痢疾和溃疡性结肠炎等。

（4）肠黏膜上皮细胞：正常粪便中见不到，结肠炎、假膜性肠炎时可增多。

（5）肿瘤细胞：检测乙状结肠癌，直肠癌患者的粪便时，可发现成堆的癌细胞。

2. 食物残渣检查　正常粪便中的食物残渣为无定形细小颗粒。

3. 寄生虫卵或原虫检查　粪便中查到寄生虫卵是诊断肠道寄生虫感染最可靠、最直接的依据。

第四节　肾功能检查

一、肾小球滤过功能检测

肾小球的功能主要是滤过，反映其滤过功能的客观指标是肾小球滤过率（GFR），正常人为 120～160ml/min。为测定肾小球滤过率，临床上设计了肾脏对某些物质的血浆清除率试验，最常用的是内生肌酐清除率测定。

（一）内生肌酐清除率：相当于肾小球滤过率。

1. 标本采集

（1）检验前 3 天低蛋白饮食（<40 克/天），并禁食肉类（无肌酐饮食）避免剧烈运动。

（2）第 4 日晨 8 时将尿液排净，收集并记录此后 24 小时尿液，容器内加入甲苯 4～5ml 防腐。

（3）取血 2～3ml 与 24 小时尿液同时送检。

2. 参考值　成人 80～120ml/min，老年人随年龄增长，有自然下降趋势。西咪替丁、甲苯磺嘧啶及长期限制剧烈运动均使 Ccr 下降。

3. 临床意义

（1）判断肾小球损害的敏感指标。

（2）评估肾功能

1）第 1 期（肾衰竭代偿期）：Ccr 80～51ml/min。

2）第 2 期（肾衰竭失代偿期）：Ccr 50～20ml/min。

3）第 3 期（肾衰竭期）：Ccr 19～10ml/min。

4）第 4 期（尿毒症期或终末期肾衰竭）：Ccr <10ml/min。

（3）指导治疗：凡由肾代谢或经肾排出的药物也可根据 Ccr 降低的程度来调节用药剂量和决定用药的时间间隔。

（二）血尿素氮和肌酐的测定

测定两者在血中的浓度可作为肾小球滤过功能受损的重要指标，但并非早期诊断指标。

1. 参考值

BUN：成人 3.2～7.1mmol/L，婴儿或儿童 1.8～6.5mmol/L；

全血肌酐（Cr）：88.4～176.8μmol/L。

血清或血浆肌酐 男性 53～106μmol/L，女性 44～97μmol/L。

2. 临床意义

（1）增高主要见于

1）器质性肾功能损害。

2）蛋白质分解过多的疾病。

3）引起显著少尿、无尿的疾病

（2）可根据 BUN 和 Cr 对肾功能进行分期

1）肾功能代偿期：Ccr 开始下降，Cr <176.8μmol/L，BUN <9mmol/L。

2）肾功能失代偿期（氮质血症期）：Ccr <50ml/min，BUN >9mmol/L，Cr >176.8μmol/L。

3）尿毒症期：Ccr <10ml/min，BUN >20mmol/L，Cr >445μmol/L。

二、远端肾小管功能检测

（一）昼夜尿比密试验

昼夜尿比密试验又称莫氏试验，可间接了解肾脏的浓缩-稀释功能。

1. 标本采集　三餐如常进食，但每餐含水量不宜超过 500～600ml，此外不再进餐、饮水。晨 8 时完全排空膀胱后至晚 8 时，每 2 小时收集尿液 1 次，共 6 次昼尿，分别测定每次尿量和比密；晚 8 时到次晨 8 时的夜尿收集在一个容器内，同样测定尿量和比密。

2. 参考值　成人尿量 1000～2000ml/24h，其中夜尿量 <750ml，昼尿量与夜尿量之比是

（3~4）:1,昼夜尿中至少 1 次尿比密 >1.018 或昼尿最高与最低尿比密差值不应 >0.009。

3. 临床意义

（1）提示浓缩功能早期受损。

（2）提示稀释-浓缩功能受损与丧失;

（3）肾小球病变:尿量少而比密增高见于急性肾小球肾炎及其他降低 GFR 的情况。

（4）尿崩症:尿量明显增多,大于 4L/24h 而尿比密低于 1.006,为尿崩症的典型表现。

（二）3 小时尿比密试验

1. 标本采集　保持正常饮食和活动,晨 8 时排空膀胱后每隔 3 小时排尿 1 次至次晨 8 时,分置于 8 个容器中,分别测定尿量和比重。

2. 参考值　成人 24 小时尿量 1000~2000ml;昼尿量多于夜尿量,达（3~4）:1,至少 1 次尿比密 >1.020,1 次小于 1.003。

3. 临床意义　均用于检测远端肾小管稀释-浓缩功能的影响,以昼夜尿比密试验多用。

三、血尿酸检测

血尿酸浓度受肾小球滤过功能和肾小管重吸收功能的影响。

1. 参考值　成人酶法血尿酸浓度男性 150~416μmol/L,女性 89~357μmol/L。

2. 临床意义

（1）严格禁食含嘌呤丰富的食物 3 天,排除外源性尿酸干扰,血尿酸水平改变较有意义。

（2）血尿酸浓度升高

1）肾小球滤过功能损害。

2）体内尿酸生成异常增多。

（3）血尿酸浓度降低:各种原因导致肾小管重吸收尿酸功能损害,尿中大量丢失;肝功能严重损害时,尿酸生成减少。

第五节　肝功能检查及肝脏疾病常用的检查

一、蛋白质代谢功能检测

（一）血清总蛋白和清蛋白、球蛋白比值测定

血清总蛋白包括清蛋白（A）和球蛋白（G）,是反映肝脏合成功能的重要指标。血清总蛋白含量减去清蛋白含量即为球蛋白（G）含量,根据清蛋白和球蛋白的量,可计算出清蛋白与球蛋白的比值（A/G）。

1. 参考值　正常成人血清总蛋白:60~80g/L,清蛋白:40~55g/L,球蛋白:20~30g/L,清蛋白与球蛋白的比值（A/G）:1.5~2.5:1。

2. 临床意义

（1）血清总蛋白与清蛋白增高　见于血清水分减少、使单位容积总蛋白浓度增加,而全身总蛋白量未增加。

（2）血清总蛋白及清蛋白降低　血清总蛋白 <60g/L 或清蛋白 <25g/L,称为低蛋白血症,见于:

1）肝损害影响总蛋白与清蛋白合成。

2）营养不良

3）蛋白消耗增加

4）蛋白丢失过多

（3）血清总蛋白与球蛋白增高：血清总蛋白＞80g/L或球蛋白＞35g/L，称为高蛋白血症。常见于慢性肝脏疾病、自身免疫性疾病及慢性炎症与慢性感染等。

（4）血清球蛋白降低：主要是合成减少，见于生理性减少如小于3岁的婴幼儿；长期使用肾上腺皮质激素或免疫抑制剂者和先天性低γ球蛋白血症。

3. A/G比值倒置　见于严重肝脏损害如慢性中度以上持续性肝炎、肝硬化、原发性肝癌、多发性骨髓瘤等。

（二）血清蛋白电泳

1. 参考值　醋酸纤维膜电泳法：

清蛋白0.62～0.71（62%～71%）

α1球蛋白0.03～0.04（3%～4%）

α2球蛋白0.06～0.10（6%～10%）

β球蛋白0.07～0.11（7%～11%）

γ球蛋白：0.09～0.18（9%～18%）

2. 临床意义

（1）急性肝炎及轻症肝炎血清蛋白电泳结果可正常，病情加重后可有清蛋白减少。

（2）慢性肝炎、肝硬化、肝癌可出现清蛋白中度或明显减少，而γ球蛋白升高，在慢性活动性肝炎和肝硬化失代偿期尤为显著。

二、胆红素代谢检测

当胆红素来源、摄取、转化、排泄出现异常时，血中胆红素会增高，可出现黄疸。临床常利用胆红素代谢试验来判断肝、胆系统在胆色素代谢中的功能状态。

（一）血清总胆红素、血清结合胆红素和血清非结合胆红素测定

1. 参考值

血清总胆红素：成人：3.4～17.1μmol/L。

血清结合胆红素：0～6.8μmol/L。

血清非结合胆红素：1.7～10.2μmol/L。

2. 临床意义

（1）判断有无黄疸及黄疸的程度

1）隐性黄疸（亚临床黄疸）：血清总胆红素17.1～34.2μmol/L。

2）轻度黄疸：血清总胆红素34.2～171μmol/L。

3）中度黄疸：血清总胆红素171～342μmol/L。

4）重度黄疸：血清总胆红素＞342μmol/L。

（2）推断黄疸的病因

1）完全性梗阻性黄疸：总胆红素＞342μmol/L。

2）不全性梗阻性黄疸：总胆红素可达171～265μmol/L。

3）肝细胞性黄疸：总胆红素可达17.1～171μmol/L。

4）溶血性黄疸：总胆红素＜85.5μmol/L。

（3）判断黄疸类型

1）阻塞性黄疸:血清总胆红素及结合胆红素升高。

2）溶血性黄疸:血清总胆红素及非结合胆红素升高。

3）肝细胞性黄疸:血清总胆红素、结合胆红素、非结合胆红素三者都增高。

（二）尿液胆红素及尿胆原检验

1. 标本采集

（1）留取新鲜晨尿20~30ml,置于干燥清洁的棕色容器中送检。如果做定量检测则须留24小时尿液。

（2）应注意避免饱餐、饥饿、运动等生理因素影响,避免使用磺胺类、普鲁卡因、苯唑西林等药物。

2. 参考值

尿内胆红素定性:阴性。

尿胆原定性:阴性或弱阳性。

尿胆原定量:0.84~4.2μmol/(L·24h)。

3. 临床意义

（1）尿内胆红素阳性:当胆汁排泄受阻或肝细胞损害时,尿胆红素增高。

（2）尿胆原的改变

1）尿胆原增多:当循环中红细胞破坏增加及红细胞前体细胞在骨髓内破坏增加时增加。

2）尿胆原减少:胆道梗阻时。

（3）判断黄疸类型

1）阻塞性黄疸:尿胆原含量减低,尿胆红素出现强阳性。

2）肝细胞性黄疸:尿中尿胆原可中度增加,尿胆红素常呈阳性。

3）溶血性黄疸:尿中尿胆原增加明显,尿胆红素呈阴性。

三、血清酶学检测

（一）血清转氨酶测定

当肝细胞稍有损伤,血清中 ALT 和 AST 即增高,是最敏感的肝功能检测指标。

1. 参考值

ALT:速率法(37℃)5~40U/L;终点法 5~25KarmenU

AST:速率法(37℃)8~40U/L;终点法 8~28KarmenU

DeRitis 比值(AST/ALT) 1.15

2. 临床意义

（1）急性病毒性肝炎:ALT 与 AST 均可升高,达正常上限的 20~50 倍,甚至 100 倍数,但以 ALT 升高更明显,AST/ALT <1,是诊断急性病毒性肝炎的重要检测手段。急性重症肝炎时,病情初期转氨酶升高,以 AST 升高显著,如病情恶化时,黄疸进行性加重,转氨酶反而降低,即"胆酶分离"现象,提示大量肝细胞坏死,预后不佳。

（2）慢性病毒性肝炎:转氨酶轻度上升(100~200U)或正常,AST/ALT <1,若 AST 升高较 ALT 显著,AST/ALT >1,提示慢性肝炎进入活动期可能。

（3）肝硬化:转氨酶活性取决于肝细胞坏死程度,AST/ALT≥2,终末期肝硬化转氨酶活性正常或降低。

（4）其他肝病：肝癌、脂肪肝、药物性肝炎、酒精性肝病等，转氨酶可轻度增高或正常，且 AST/ALT 均 >1。

（5）肝内、外胆汁淤积：转氨酶活性可轻度增高或正常。

（6）急性心肌梗死：AST 明显增高，AST/ALT >1。

（二）血清碱性磷酸酶测定

常作为肝胆和骨骼疾病的检查指标之一。

1. 参考值

磷酸对硝基苯酚速率法（37℃）：

男性：1 ～ 12 岁 <500U/L，12 ～ 15 岁 <750U/L，25 岁以上 40 ～ 150U/L。

女性：1 ～ 12 岁 <500U/L，15 岁以上 40 ～ 150U/L。

2. 临床意义　常用于肝胆疾病和骨骼疾病的临床诊断和鉴别诊断，尤其是黄疸的鉴别诊断。

（1）肝胆疾病：各种肝内、外胆管梗阻性疾病时，ALP 产生增加或排泄障碍，从而导致血中 ALP 升高，其增高程度与梗阻程度和持续时间成正比，且先于黄疸出现。

（2）鉴别黄疸的类型

1）胆汁淤积性黄疸：ALP 和血清胆红素明显升高，转氨酶轻度增高。

2）肝细胞性黄疸：血清胆红素中度增高，转氨酶活性很高，ALP 正常或稍高。

3）溶血性黄疸：胆红素增高，转氨酶和 ALP 正常。

（3）骨骼疾病：如纤维性骨炎、佝偻病、骨软化症、骨折愈合期等，血清 ALP 升高。

（三）血清 γ- 谷氨酰转移酶测定

当肝胆细胞合成亢进或胆汁排出受阻，GGT 可升高。

1. 参考值　γ- 谷氨酰 -3- 对硝基苯胺法（37℃）：男性 11 ～ 15U/L；女性 7 ～ 32U/L。

2. 临床意义

（1）原发性或继发性肝癌：对 GGT 的动态观察，有助于判断疗效和预后。

（2）胆道阻塞性疾病：GGT 升高的幅度与梗阻性黄疸的程度相平行，梗阻程度越重，持续时间越长，GGT 越高。

（3）病毒性肝炎及肝硬化

1）急性肝炎时，GGT 中度增高。

2）慢性肝炎、肝硬化在非活动期 GGT 可正常。

3）若出现 GGT 持续升高，是慢性肝炎、肝硬化病情恶化的标志。

（4）急、慢性酒精性肝炎、药物性肝炎：GGT 升高的幅度经常超过 AST 和 ALT 升高的幅度，显著性升高是酒精性肝病的重要特征。

（四）单胺氧化酶测定

测定 MAO 活性能反映肝脏纤维化的程度。

1. 参考值　速率法测定（37℃）：0 ～ 3U/L。

2. 临床意义

（1）肝脏病变：急性肝炎 MAO 基本正常，80% 以上肝硬化患者增高，且增高程度与组织纤维化程度成正比；轻度慢性肝炎 MAO 大多正常；中、重度慢性肝炎 MAO 增高，表明肝细胞坏死和纤维化形成。

（2）肝外疾病：慢性充血性心力衰竭、糖尿病、甲状腺功能亢进、系统硬化症等 MAO 可升高。

四、病毒性肝炎标志物检测

血中有无其标志物是诊断肝炎、确定病变类型、判断发展预后的重要指标。

（一）甲型肝炎病毒标志物检测

1. 参考值

抗 HAV-IgM　阴性。

抗 HAV-IgA　阴性。

抗 HAV-IgG　阴性或病愈后长期存在。

2. 临床意义

（1）抗 HAV-IgM 阳性：早期诊断甲型肝炎的特异性标志，在发病 2 周为 100%，1 个月为 76.5%，3 个月为 23.5%，6 个月为 5.9%，12 个月后转阴，因此抗 HAV-IgM 阳性说明机体正感染 HAV。

（2）抗 HAV-IgA 阳性：甲型肝炎的早期和急性期，粪便中可测得呈阳性反应，是早期诊断甲型肝炎的指标之一。

（3）抗 HAV-IgG：出现于恢复期且持久存在，是获得免疫力的标志，提示既往感染，可作为流行病学调查的标志。

（二）乙型肝炎病毒标志物检测

1. 参考值　均为阴性。

2. 临床意义

（1）HBsAg 阳性：HBV 感染的指标，见于乙型肝炎潜伏期和急性期。还可见于肝癌和慢性 HBV 携带者。HBsAg 本身不具有传染性，但因其常与 HBV 同时存在，常被用来作为传染性标志之一。

（2）抗-HBs 阳性：表示曾经感染过 HBV 或接种过乙型肝炎疫苗，是一种保护性抗体，对 HBsAg 有一定中和作用。一般在发病后 3 ~ 6 个月才出现，可持续多年。

（3）HBeAg 阳性：是 HBV 复制的指标，也是传染性较强的指标，表明乙型肝炎处于活动期。若持续 HBeAg 阳性，表明肝细胞损害严重，易转变成肝炎、肝硬化或肝癌。若转为阴性，表示病毒停止复制。孕妇阳性可垂直传播，致 90% 以上新生儿呈 HBeAg 阳性。

（4）抗-HBe 阳性：表示大部分乙肝病毒被清除，一般认为是机体 HBV 复制减少的标志，传染性可能较前减弱，但抗-HBe 并非是一种保护性抗体。

（5）抗-HBc 阳性：表示机体正处于乙肝病毒的感染期，是 HBV 感染的敏感指标。抗-HBc 对机体无保护作用，在体内可持续数十年甚至终身。抗-HBc 为总抗体，它包括有 IgM 和 IgG，临床常用的是检测抗-HBc 总抗体。

（6）HBcAg 阳性：一般情况下在血清中不易检测到游离态。阳性提示血清中 HBV 含量较多，复制活跃，传染性强，预后较差。

（三）丙型肝炎病毒标志物检测

丙型肝炎病毒（HCV）感染的主要依据是检测血中的抗-HCV，阳性表明有丙型肝炎病毒感染。IgM 型抗-HCV 是判断病情活动的指标，持续阳性半年以上，常转为慢性丙型肝炎。

（四）丁型肝炎病毒标志物检测

丁型肝炎病毒（HDV）是 HBV 的共生体，需有 HBV 的存在才能复制和传播。HDVAg 与 HB-sAg 同时阳性：表明丁型和乙型肝炎病毒同时感染，患者可迅速发展为慢性或急性重症肝炎。

抗-HDVIgG 阳性：存在于 HBsAg 阳性的血液中，是诊断丁型肝炎的可靠指标。

抗-HDVIgM 阳性：是丁型肝炎早期诊断的指标。

（五）戊型肝炎病毒标志物检测

戊型肝炎病毒（HEV）感染者血中抗-HEV 呈阳性反应。

五、血清甲胎蛋白测定

AFP 在原发性肝癌时增加，测定血中 AFP 的浓度对肝癌及滋养细胞恶性肿瘤有重要诊断价值。

1. 参考值

定性：阴性。

定量：成人 <25μg/L。

2. 临床意义

（1）原发性肝癌：AFP 明显增高，当 AFP 定性法阳性或定量法 >500μg/L，并持续 1 个月以上时原发性肝癌可能性较大，但约 18% 原发性肝细胞癌病人 AFP 是阴性。

（2）病毒性肝炎和肝硬化：AFP 可升高，但通常 <300μg/L，呈一过性，持续升高应警惕有癌变的可能。

（3）生殖腺胚胎肿瘤（睾丸癌、卵巢癌、畸胎瘤等）：血中 AFP 的含量也可升高。

（4）其他：胃癌和胰腺癌时血中 AFP 的含量升高。妇女妊娠 3~4 个月后，AFP 开始上升，7~8 个月达高峰，但不超过 300μg/L，分娩后 3 周左右恢复正常。

第六节　脑脊液及浆膜腔积液检测

一、脑脊液检测

脑脊液检测对脑组织或神经系统疾病的诊断、疗效观察和预后判断有重要的意义。

（一）适应证及标本采集

1. 适应证　①有脑膜刺激症状者；②颅内出血；③不明原因的头痛、抽搐、昏迷或瘫痪者；④术前准备或疑有脑膜白血病者。

2. 禁忌证　①有颅内压显著增高伴明显视神经盘水肿者；②休克衰竭和危重病人。

3. 标本采集　脑脊液标本一般通过腰椎穿刺术获得。

（二）检测项目

1. 一般性状检测

（1）颜色：正常脑脊液为无色透明液体。红色见于蛛网膜下腔出血或脑出血等；黄色见于颅内陈旧性出血、蛛网膜下腔梗阻、多神经炎、脑膜炎等；灰白色或乳白色见于各种化脓性脑膜炎。

（2）透明度：正常脑脊液清澈透明。病毒性脑膜炎、流行性乙型脑炎等大多无色透明；结核性脑膜炎呈毛玻璃样混浊；化脓性脑膜炎明显混浊，呈脓性。

（3）凝固性：正常脑脊液静置24h不会凝固。化脓性脑膜炎时，脑脊液静置1~2h即可出现凝块；结核性脑膜炎时，脑脊液静置12~24h后可见表面有膜状物或纤维凝块，取此膜涂片检查结核杆菌阳性率极高。

（4）压力：正常成人脑脊液压力为70~180mmH$_2$O，6~8岁以下儿童为10~100mmH$_2$O。

压力增高：见于脑水肿、脑肿瘤、颅内炎症、蛛网膜下腔出血等。

压力降低：见于脊髓-蛛网膜下腔阻塞、严重脱水等。

2. 化学检测

（1）蛋白定性试验（Pandy试验）：阴性或弱阳性。

（2）蛋白定量试验

1）参考值　腰椎穿刺　　　　　0.20~0.45g/L

　　　　　　小脑延髓池穿刺　　0.10~0.25g/L

　　　　　　脑室穿刺　　　　　0.05~0.15g/L

2）临床意义：增高见于神经系统感染性疾病如化脓性脑膜炎、结核性脑膜炎、病毒性脑膜炎等；脑血管病如脑及蛛网膜下腔出血等；其他如脑部肿瘤、脊髓肿瘤或转移癌引起的椎管梗阻或蛛网膜下腔粘连等。

（3）葡萄糖检测

1）参考值：2.5~4.5mmol/L（腰池）

2）临床意义

①降低见于化脓性脑膜炎、结核性脑膜炎、颅内肿瘤、梅毒性脑膜炎、低血糖等。

②增高见于病毒性神经系统感染、脑出血和糖尿病等。

（4）氯化物检测

1）参考值：120~130mmol/L。

2）临床意义

①化脓性脑膜炎和结核脑膜炎时减少，以结核性脑膜炎最显著。

②增高主要见于慢性肾功能不全、肾炎、尿毒症、呼吸性碱中毒等。

3. 显微镜检测

（1）细胞计数和白细胞分类

1）参考值：无红细胞；白细胞成人为(0~8)×10^6/L，儿童(0~15)×10^6/L；主要为淋巴细胞及单核细胞，两者之比约7:3

2）临床意义

①化脓性脑膜炎细胞数显著增加，以中性粒细胞为主。

②结核性脑膜炎细胞数中度增加，早期以中性粒细胞为主，以后淋巴细胞为主。

③病毒性脑膜炎细胞数轻度增加，以淋巴细胞为主。

④新型隐球菌性脑膜炎细胞数增加，数量高于病毒性脑膜炎而低于化脓性脑膜炎，以淋巴细胞为主。

⑤脑寄生虫病细胞数增加，以嗜酸性粒细胞增加为主。

⑥急性脑膜白血病细胞数增加，可见原始及幼稚细胞。

⑦脑室和蛛网膜下腔出血为均匀血性脑脊液。

（2）细菌学检测：主要用于病原体的鉴别诊断。

1）正常人脑脊液中无细菌，发现细菌均有病理意义。

2)革兰氏染色诊断化脓性脑膜炎。

3)抗酸染色诊断结核性脑膜炎。

4)墨汁染色诊断新型隐球菌脑膜炎等。

二、浆膜腔积液检测

浆膜腔内有多量液体潴留,称为浆膜腔液。浆膜腔积液分为漏出液和渗出液两种,前者为非炎性积液,常由于血浆胶体渗透压降低、淋巴管阻塞或毛细血管内压力增高而产生;后者为炎性积液,多由感染、外伤、肿瘤及化学刺激等原因引起。

（一）一般性状检测

1. 颜色　漏出液多为淡黄色,渗出液的颜色随病因而变化。丝虫病呈乳白色;化脓菌感染呈深黄色脓样;绿脓杆菌感染呈绿色;结核病急性期及恶性肿瘤呈淡红色血性等。

2. 透明度　漏出液多透明;渗出液常混浊。

3. 比重　漏出液多 < 1.018;渗出液多 > 1.018。

4. 凝固性　漏出液一般不易凝固;渗出液静置后较易凝结。

（二）化学检测

1. 黏蛋白定性测定　漏出液多为阴性;渗出液多为阳性。

2. 蛋白定量测定　漏出液 < 25g/L;渗出液 > 30g/L。

3. 葡萄糖测定　漏出液中葡萄糖含量与血糖相似,渗出液中葡萄糖常因细菌或细胞酶的分解而减少。

（三）显微镜检测

1. 细胞计数　漏出液常 < 100×10^6/L;渗出液常 > 500×10^6/L。

2. 细胞分类

（1）漏出液主要为淋巴细胞和间皮细胞。

（2）渗出液则因病因不同而出现不同的细胞成分,中性粒细胞增加为主见于急性化脓性感染或结核感染早期。

（3）淋巴细胞为主见于结核性、梅毒性、肿瘤性等引起的积液。

（4）嗜酸性粒细胞增加为主见于过敏性疾病、寄生虫病等。

（5）红细胞为主见于恶性肿瘤、结核及创伤等。

3. 细胞学检测　用来确定肿瘤细胞的种类,对胸、腹腔原发和继发性肿瘤的诊断有重要价值。

（四）细菌学检测

浆膜腔积液离心沉淀后做沉渣涂片,再根据情况选择不同的染色查找致病菌,必要时可进行细菌培养及动物接种,培养出细菌后作药物敏感试验以供临床用药参考。

第七节　临床常用的生化检查

一、血糖及其代谢产物的检测

（一）空腹血糖检测

空腹血糖检测是目前诊断糖尿病的主要依据,也是判断糖尿病病情和控制程度的主要指标。

1. 参考值

葡萄糖氧化酶法:3.9~6.1mmol/L

邻甲苯胺法:3.9~6.4mmol/L

2. 临床意义

(1)空腹血糖增高:血糖浓度>7.0mmol/L为血糖增高。

1)根据其增高的程度进行分度:①轻度升高:血糖在7.0~8.4mmol/L;②中度升高:血糖在8.4~10.1mmol/L;③重度升高:血糖>10.1mmol/L。当空腹血糖超过9mmol/L(肾糖阈)时尿糖即可呈阳性。

2)引起血糖增高的常见原因有

①生理性增高:见于饱食、高糖饮食、剧烈运动、情绪激动等。

②病理性增高:见于各型糖尿病、内分泌疾病及应激性因素。

(2)空腹血糖降低:血糖浓度<3.9mmol/L为降低。

1)根据降低的程度进行分度:①轻度降低:血糖在2.8~3.9mmol/L;②中度降低:血糖在2.2~2.8mmol/L;③重度降低:血糖<1.7mmol/L。

2)引起血糖降低的常见原因有

①生理性降低:见于剧烈运动后、妊娠期、哺乳期、饥饿状态等。

②病理性降低:主要由于胰岛素过多、对抗胰岛素的激素分泌不足、肝糖原贮存缺乏及急性酒精中毒等引起。

(二) 口服葡萄糖耐量试验

试验时多采用WHO推荐的75g标准葡萄糖用于口服葡萄糖耐量试验,分别检测摄入葡萄糖前及服糖后0.5小时、1小时、2小时及3小时的血糖和尿糖。

1. 参考值

空腹:血糖3.9~6.1mmol/L。

摄糖后:血糖应在0.5~1小时上升达高峰,峰值一般在7.8~9.0mmol/L之间,峰值<11.1mmol/L,2小时<7.8mmol/L,3小时降至空腹水平。

尿糖:各检测时间点均为阴性。

2. 临床意义

(1)判断隐匿型糖尿病。

(2)诊断糖尿病。

(3)其他内分泌疾病的诊断。

(三) 糖化血红蛋白检测

不受血糖暂时性升高的影响,对高血糖,特别是血糖和尿糖波动大时有特殊的诊断价值。

1. 参考值　血红蛋白与己糖结合(HbA$_1$c):4%~6%。

2. 临床意义

(1)评价糖尿病控制程度。

(2)筛查糖尿病。

(3)鉴别高血糖。

二、血清脂质和脂蛋白检测

血清脂质包括胆固醇、甘油三酯、磷脂和游离脂肪酸。

（一）总胆固醇测定

胆固醇检测的适应证有：①早期识别动脉粥样硬化的危险性；②使用降脂药物治疗后监测。

1. 参考值　合适水平：<5.2mmol/L，边缘水平：5.23~5.69mmol/L，升高：>5.72mmol/L。

2. 临床意义

（1）总胆固醇增高

1）动脉粥样硬化所致的心脑血管疾病。

2）各种高脂蛋白血症、胆汁淤积性黄疸、甲状腺功能减退症、类脂性肾病、肾病综合征、糖尿病等。

3）长期吸烟、饮酒、精神紧张和血液浓缩等。

4）应用某些药物：如糖皮质激素、阿司匹林、口服避孕药等。

（2）总胆固醇降低

1）甲状腺功能亢进症。

2）严重的肝脏疾病，如肝硬化和急性重症肝炎。

3）贫血、营养不良和恶性肿瘤等。

4）应用某些药物：如雌激素、甲状腺激素、钙拮抗剂等。

（二）血清甘油三酯测定

TG 检测的适应证有：①早期识别动脉粥样硬化的危险性、高脂血症的分类；②对低脂饮食和药物治疗的监测。

1. 参考值　0.56~1.70mmol/L。

2. 临床意义

（1）甘油三酯增高：见于冠心病、动脉硬化症、原发性高甘油三酯血症、阻塞性黄疸、肾病综合征、重症糖尿病、高脂饮食等。

（2）甘油三酯减低：见于严重肝病、吸收不良、甲状腺功能亢进症等。

（三）血清脂蛋白的测定

1. 参考值

乳糜微粒（CM）：阴性。

高密度脂蛋白（HDL）：1.03~2.07mmol/L，电泳法：30%~40%。

低密度脂蛋白（LDL）：0.5~3.1mmol/L

2. 临床意义

（1）高密度脂蛋白

1）增高与冠心病成负相关，对防止动脉粥样硬化、冠心病的发生有重要作用。

2）降低见于动脉粥样硬化、急性感染、糖尿病、慢性肾衰竭以及雄激素、孕酮等药物影响。

（2）低密度脂蛋白

1）增高与冠心病成正相关，是判断动脉粥样硬化的危险因子，LDL 水平增高与冠心病发病成正相关。

2)降低见于无 β-脂蛋白血症、甲状腺功能亢进、吸收不良、肝硬化以及低脂饮食和运动。

三、血清电解质检测

（一）血清阳离子检测

1. 血钾测定

（1）参考值：血清钾：3.5~5.5mmol/L。

（2）临床意义

1）血清钾增高：血清钾 >5.5mmol/L 为高钾血症。常见于：①摄入量过多；②钾排泄障碍；③细胞内钾外移增多。

2）血清钾降低：血清钾 <3.5mmol/L 为低钾血症。常见于：①摄入量不足；②丢失过多；③细胞外钾内移；④分布异常。

2. 血钠测定

（1）参考值：血清钠：135~145mmol/L。

（2）临床意义

1）血清钠增高：血清钠 >145mmol/L 为高钠血症。常见的原因有：①水丢失过多；②水摄入不足；③钠摄入过多。

2）血清钠降低：血清钠 <135mmol/L 为低钠血症。主要原因有：①丢失过多；②摄入不足；③细胞外液稀释；④消耗过多。

3）血钙测定

（1）参考值

总钙：2.25~2.58mmol/L。

离子钙：1.10~1.34mmol/L。

（2）临床意义

1）血清钙增高：血清钙 >2.58mmol/L 为高钙血症。主要原因有：①溶骨作用增强；②吸收增加；③摄入过多；④排出减少。

2）血清钙降低：血清钙 <2.25mmol/L 称为低钙血症，多见于婴幼儿。主要原因有：①成骨作用增强；②维生素 D 缺乏；③摄入不足；④其他：慢性肾小球肾炎、肾病、尿毒症导致的酸中毒；新生儿低血钙、代谢性碱中毒离子钙减少引起手足抽搐等。

（二）血清阴离子检测

1. 血氯测定

（1）参考值：95~105mmol/L。

（2）临床意义

1）血氯增高：血清氯化物 >105mmol/L 为高氯血症。见于以下几种情况：①摄入过多；②排出减少；③代偿性增高。

2）血氯降低：血清氯化物 <95mmol/L 为低氯血症。见于以下情况：①氯排出过多；②氯摄入不足。

2. 血磷测定

（1）参考值：成人 0.97~1.61mmol/L。

（2）临床意义

1）血清磷增高：血清磷＞1.61mmol/L 为升高。①内分泌疾病所致的尿磷排出减少；②排出障碍；③吸收增加；④其他：见于剧烈活动、多发性骨髓瘤、骨折愈合期、尿毒症并发代谢酸中毒等。

2）血清磷降低：血清磷＜0.97mmol/L 为降低。①摄入不足；②丢失过多；③转入细胞内；④其他：乙醇中毒、甲状旁腺功能亢进症、糖尿病酮症酸中毒、维生素 D 缺乏等。

【护考训练】

一、名词解释

1. 红细胞沉降率　2. 假性蛋白尿　3. 隐血试验　4. 转氨酶　5. 浆膜腔积液

二、选择题

A_1 型题

1. 中性粒细胞增多最常见的原因是
   A. 剧烈运动　　　　　　　B. 广泛性组织损伤　　　　　C. 急性中毒
   D. 急性溶血　　　　　　　E. 急性感染

2. 中性粒细胞核左移主要见于
   A. 急性严重化脓菌感染　　　　　B. 急性出血
   C. 恶性肿瘤　　　　　　　　　　D. 急性一氧化碳中毒
   E. 心肌梗死

3. 易引起红细胞计数增高的心脏病是
   A. 冠心病　　　　　　　　　　　B. 高血压性心脏病
   C. 慢性肺源性心脏病　　　　　　D. 贫血性心脏病
   E. 心肌病

4. 能导致嗜酸性粒细胞增多的疾病是
   A. 支气管哮喘　　　　　　　　　B. 化脓性扁桃腺炎
   C. 急性心肌梗死　　　　　　　　D. 肺结核
   E. 急性阑尾炎

5. 判断贫血及贫血程度最重要的指标是
   A. 红细胞计数　　　　　　　　　B. 血红蛋白测定
   C. 网织红细胞计数　　　　　　　D. 血沉检查
   E. 红细胞脆性试验

6. 网织红细胞减少主要见于
   A. 缺铁性贫血　　　　　　　　　B. 失血性贫血
   C. 溶血性贫血　　　　　　　　　D. 再生障碍性贫血
   E. 巨幼细胞性贫血

7. 下列标本采集方法错误的是
   A. 血液常规检查应抽取空腹静脉血
   B. 肝功能检查应抽取空腹静脉血
   C. 尿蛋白定量应留取 24h 尿液
   D. 尿液酸碱性检查随时留取新鲜尿
   E. 化学法检查隐血试验应禁肉食 3 天

8. 尿中蜡样管型常见于
   A. 慢性肾衰竭　　　　　　　　B. 慢性肾盂肾炎
   C. 急性肾盂肾炎　　　　　　　D. 肾结石
   E. 肾结核

9. 能够较早反映肾小球滤过功能受损的指标是
   A. 血浆尿素氮　　　　　　　　B. 血浆肌酐
   C. 内生肌酐清除率　　　　　　D. 尿液比重
   E. 尿渗量

10. 尿比重低而固定可见于
    A. 急性肾小球肾炎　　　　　　B. 慢性肾小球肾炎晚期
    C. 糖尿病　　　　　　　　　　D. 尿崩症
    E. 重度脱水

11. 粪便隐血试验持续呈阳性常见于
    A. 消化道溃疡　　　　　　　　B. 肠炎
    C. 胃炎　　　　　　　　　　　D. 胃癌
    E. 食用动物血

12. 白陶土样便可见于
    A. 细菌性痢疾　　　　　　　　B. 慢性溃疡性结肠炎
    C. 结肠癌　　　　　　　　　　D. 胃溃疡
    E. 胆道梗阻

13. 血清白蛋白减少,球蛋白增多最主要见于
    A. 肝硬化　　　　　　　　　　B. 急性肝炎
    C. 慢性胃炎　　　　　　　　　D. 肾病综合征
    E. 急性胆囊炎

14. 反映肝功能损伤最灵敏的指标是
    A. 血清胆红素增高
    B. 血清白蛋白减少
    C. 血清球蛋白增高
    D. 血清丙氨酸氨基转移酶增高
    E. 血清天门冬氨酸氨基转移酶增高

15. 提示急性或慢性乙肝,HBV 复制活跃,传染性大的
    A. HBsAg(+)、HBeAg(+)、抗 HBc(-)、抗 HBs(-)、抗 HBe(-)
    B. HBsAg(+)、HBeAg(+)、抗 HBc(+)、抗 HBs(-)、抗 HBe(-)
    C. HBsAg(+)、HBeAg(-)、抗 HBc(+)、抗 HBs(-)、抗 HBe(+)
    D. HBsAg(-)、HBeAg(-)、抗 HBc(+)、抗 HBs(+)、抗 HBe(-)
    E. HBsAg(-)、HBeAg(-)、抗 HBc(+)、抗 HBs(-)、抗 HBe(-)

16. 血清甲胎蛋白持续阳性对哪种疾病诊断意义最大
    A. 肝炎　　　　　　　　　　　B. 肝硬化
    C. 原发性肝细胞癌　　　　　　D. 原发性胆管细胞癌
    E. 阻塞性黄疸

17. 血、尿淀粉酶增高最明显的疾病是
    A. 急性胰腺炎   B. 慢性胰腺炎
    C. 急性肝炎   D. 消化性溃疡
    E. 糖尿病

18. OGTT 主要用于诊断
    A. 疑似糖尿病   B. 1 型糖尿病
    C. 2 型糖尿病   D. 低血糖
    E. 胰腺炎

19. 下列各项对急性心肌梗死早期诊断最有帮助的是
    A. CK 总活力增高   B. CK-MB 增高
    C. LDH 增高   D. ST 增高
    E. 心肌肌钙蛋白(cTn)升高

20. 血清钾增高见于
    A. 严重呕吐   B. 长期腹泻
    C. 使用强利尿药   D. 输入大量库存血
    E. 甲亢患者

A$_2$ 型题

21. 男 20 岁,低热、乏力、盗汗。查:WBC 7.5×10^9/L,中性粒细胞 0.48,淋巴细胞 0.45,最有可能的是
    A. 肺炎球菌肺炎   B. 急性扁桃体炎
    C. 急性阑尾炎   D. 急性胆囊炎
    E. 结核病

22. 女 25 岁,查:Hb 80g/L,检查结果属于
    A. 正常   B. 轻度贫血   C. 中度贫血
    D. 重度贫血   E. 极重度贫血

23. 男 6 岁,少尿、水肿 2 天,查尿色深,尿蛋白(+ +),镜检红细胞 6 ~ 10 个/HP,白细胞偶见,最可能的诊断是
    A. 急性膀胱炎   B. 急性尿道炎   C. 急性肾盂肾炎
    D. 急性肾小球肾炎   E. 肾病综合征

24. 男 45 岁,肝功能试验结果为:ALT 40U/L,血清总蛋白 55g/L,白蛋白 24g/L,球蛋白 31g/L,应首先除外
    A. 急性肝炎   B. 肝硬化   C. 原发性肝癌
    D. 活动性慢性肝炎   E. 重症肝炎

25. 女性病人,32 岁,发热、腰痛、尿频、尿痛 2 天,尿液外观混浊,镜检可见白细胞(+ + + +),有白细胞管型。最可能的是
    A. 急性肾小球肾炎   B. 急性肾盂肾炎   C. 急性膀胱炎
    D. 急性尿道炎   E. 肾病综合征

26. 女 45 岁,查:尿量为 2300ml/24h,夜尿量 1500ml,各次尿比重均 1.010 左右,可见于
    A. 急性肾炎   B. 急性肾盂肾炎   C. 高血压病早期
    D. 慢性尿道炎   E. 慢性肾衰竭

27. 某病人血小板 $5.0 \times 10^9/L$,出血时间 5 分钟,红细胞计数 $4.0 \times 10^9/L$,白细胞计数 $5.0 \times 10^9/L$,网织红细胞 1%,应考虑

　　A. 再生障碍性贫血　　　　　　　B. 血小板减少性紫癜

　　C. 过敏性紫癜　　　　　　　　　D. 白血病

　　E. 粒细胞减少症

28. 女性,29 岁,2 个月前因外出旅游,面部出现蝶形红斑,双膝关节疼痛。实验室检查:尿蛋白(+ +),抗核抗体溶度为 1∶80,抗 Sm 抗体 1∶160(+)。最可能的诊断是

　　A. 慢性肾小球肾炎急性发作　　　B. 系统性红斑狼疮

　　C. 类风湿关节炎　　　　　　　　D. 风湿热

　　E. 盘状红斑狼疮

29. 患者男性,60 岁,持续胸前区疼痛 2 小时入院,心电图检查示 Ⅱ、Ⅲ、aVF 导联 ST 段抬高,为证实是否患有心肌梗死,抽血化验,下列哪项指标特异性最高

　　A. 血脂　　　　　　　　　　　　B. 血糖

　　C. 血白细胞　　　　　　　　　　D. 血肌酸磷酸激酶

　　E. 血沉

30. 患者,男,45 岁,因腹水进行腹腔穿刺。穿刺液体外观淡黄,比重 <1.015,不凝固,该患者腹水的原因可能是下列哪种疾病

　　A. 肝癌　　　　　　　　　　　　B. 病毒性肝炎

　　C. 结核性腹膜炎　　　　　　　　D. 化脓性腹膜炎

　　E. 肝硬化

A₃ 型题

(31~32 题共用题干)

某女性,25 岁,因月经过多十余年伴乏力、面色苍白就诊,化验见 Hb 为 80g/L、RBC 2.5 × $10^{12}/L$、WBC $5 \times 10^9/L$,N 70% 。

31. 该患者发生了什么情况

　　A. 贫血　　　　　　B. 感染　　　　　　C. 白血病

　　D. 结核　　　　　　E. 肺炎

32. 该患者发病的原因是

　　A. 慢性失血　　　　B. 营养不良　　　　C. 溃疡病

　　D. 偏食　　　　　　E. 以上均可

(33~36 题共用题干)

患者张某,女,24 小时内排尿次数达 15 次,每次约 50~100ml,外观混浊,需做尿液检查。

33. 患者尿量属于

　　A. 正常尿量　　　　B. 少尿　　　　　　C. 多尿

　　D. 无尿　　　　　　E. 尿量偏少

34. 该患者如何采集尿标本

　　A. 晨尿　　　　　　B. 中段尿　　　　　C. 计时尿

　　D. 随机尿　　　　　E. 餐后尿

35. 常规检查不包括下列哪项

      A. 尿液颜色　　　　　B. 隐血试验　　　　　C. 尿蛋白

      D. 管型　　　　　　　E. 尿糖

36. 患者尿液经显微镜检查发现大量白细胞、脓细胞和上皮细胞,你认为可能发生了何种情况

      A. 尿路感染　　　　　　　　B. 慢性肾小球肾炎

      C. 尿毒症　　　　　　　　　D. 肾病综合征

      E. 急性肾小球坏死

（谌　秘）

第七章　心电图检查

【学习精要】

一、本章考点

1. 心电图导联的连接方法。
2. 正常心电图各波段的组成与命名、测量方法和各波的特点及正常值范围。
3. 常见异常心电图的特征,尤其是危及患者生命的异常心电图特征。
4. 心电图分析及临床应用。

二、重点与难点解析

(一) 心电图的定义

是利用心电图机从体表记录心脏每一心动周期所产生电活动变化的曲线图形。临床意义及应用:①对各种心律失常的诊断与鉴别诊断;②对心肌梗死的诊断;③各种心肌疾病的诊断:如心肌炎、心肌病等;④各种心包疾病的诊断;⑤心房、心室肥大的诊断;⑥观察药物对心肌的影响;⑦观察电解质紊乱情况;⑧心脏手术、危重患者的心电监护。

(二) 心电图导联

在人体不同部位放置电极,并通过导联线与心电图机正负极相连,这种记录心电图的电路连接方法称为心电图导联。目前广泛采纳的国际通用导联体系,称为常用 12 导联体系。即标准肢体导联 Ⅰ、Ⅱ、Ⅲ,加压肢体导联 aVR, aVL, aVF, 胸导联 V_1、V_2、V_3、V_4、V_5、V_6。

1. 标准导联:将两个电极置于人体两肢体上的导联。

(1) 连接方法:Ⅰ 导联:左上肢接正极,右上肢接负极;Ⅱ 导联:左下肢接正极,右上肢接负极;Ⅲ 导联:左下肢接正极,左上肢接负极。

(2) 特点:①综合反映两肢体间的电位变化。②Ⅱ 导联是测量基本间期的导联。③利用 Ⅰ、Ⅲ 导联电压代数和测定心电轴。

2. 加压单极肢体导联　aVR、aVL、aVF。

(1) 连接方法:aVR 导联:右上肢接正极,左上肢、左下肢接负极。aVL 导联:左上肢接正极,右上肢、左下肢接负极。aVF 导联:左下肢接正极,右上肢、左上肢接负极。

(2) 特点:①探查局部心肌电位变化;②aVR 导联是心律诊断的关键导联。

3. 胸导联

(1) 连接方法:中心电端与心电图机的负极相连,探查电极接于心电图机的正极,探查电极安放在心前区不同的位置,即 V_1 位于胸骨右缘第 4 肋间, V_2 位于胸骨左缘第 4 肋间, V_3 位于 V_2 与 V_4 连线的中点, V_4 位于左锁骨中线与第 5 肋间相交处, V_5 位于左腋前线与 V_4 同一水平, V_6 位于左腋中线与 V_4 同一水平。

(2)特点;①因距心脏近,因此电压较高;②决定心脏的钟向转位。

4. 心电图机导联线有 5 条,分别由线头为红、黄、绿、黑、白 5 种颜色的导联线组成。红色接右手、黄色接左手、绿色接左脚、黑色接右脚、白色分别接胸前 V_1、V_2、V_3、V_4、V_5、V_6。

(三)心电图的测量方法

1. 纵向距离 代表电压,用于计算各波振幅的高度和深度,定准电压 1mV 使曲线移动 10mm 高度时,1 小格(1mm)代表 0.1mV。

2. 横向距离 代表时间,用于计算各波和各间期的时间,走纸速度为 25mm/s 时,1 小格(1mm)代表 0.04s。

3. 各波段时间的测量 从波形起始部的内缘量至波形终末部位的内缘。

4. 各波振幅(电压)的测量 测量正向波时从等电位线的上缘垂直测到波形的顶点;测量负向波时从等电位线的下缘垂直测到波形的底端。

5. 心率的计算 心律规则时,心率(次/秒)=60/PP 或 RR 间距;心律不规则时,连续测量 10 个 PP 或 RR 间距的时间,取平均值,心率(次/秒)=60/平均 PP 或 RR 间距。

(四)心电图各波段的组成与命名及异常时的临床意义

1. P 波 心房除极波,反映左右心房除极的时间和电位变化。

(1)形态:高尖、双向、低平、双峰、倒置。

窦性 P 波:P 在 Ⅰ、Ⅱ、aVF、V_{3-6} 导联向上,aVR 导联向下。

(2)时间: <0.12s、峰间距 <0.04s。

(3)电压:肢体导联 <0.25mV,胸导联 <0.20mV。

(4)P 波异常的临床意义:①电压增高:常见于右房肥大、肺部疾患(肺型 P 波)、先天性心脏病、甲状腺性心脏病、低血钾等;②时限增宽:常见于左房肥大(二尖瓣病变)房内阻滞;③无明显 P 波则提示心房扑动或颤动。

2. PR 间期 从 P 波起点至 QRS 波起点间的水平距离,代表心房开始除极至心室开始除极的时间。

(1)正常值:成人的 PR 间期为 0.12~0.20s。幼儿(6 岁以内)或成人心动过速时,PR 间期可相应缩短;老年人及心动过缓时,PR 间期可略延长,但不超过 0.22s。

(2)临床意义:PR 间期延长,见于 Ⅰ 度房室传导阻滞;PR 间期缩短,见于预激综合征。

3. QRS 波群 心室除极波,代表心室除极的时间、电压变化。

(1)QRS 波群正常值:

时间:正常成人 <0.12s,多数在 0.06~0.10s,平均 0.08s。

电压:胸导联:A. 右室 R_{V1} <1.0mV,R_{V1} + S_{V5} <1.2mV。

　　　　　　 B. 左室 R_{V5} <2.5mV,R_{V5} + S_{V1} <4.0mV(男) <3.5mV(女)。

肢体导联:A. 右室 R_{avR} <0.5mV。

　　　　　 B. 左室 R_{avL} <1.2mV,R_{avF} <2.0mV,

　　　　　　　　 R_I <1.5mV;R_{II} + R_{III} <4.0mV;R_I + S_{III} <2.5mV。

（2）Q波正常值：(aVR联除外)时限<0.04s,电压<1/4R。不应有切迹,$V_1 \sim V_2$不应有Q或q波,但可为QS型。

（3）J点:QRS波群终末与ST段起始的交点,反映心室除极结束,复极开始,多在等电位线上。

（4）临床意义:QRS波群时间延长,电压增高常见于心室肥大。$R_{avR} > 0.5mV$、$R_{V1} + S_{V5} > 1.05mV$常提示右心室肥大;$R_{avL} > 1.2mV$、$R_{avF} > 2.0mV$,$R_{V5} + S_{V1} > 3.5mV$（女）,或>4.0mV（男）,提示左心室肥大。

4. ST段　从QRS波群终点(J点)至T波起点间的线段,反映心室早期缓慢复极过程的电位变化。

（1）正常范围:与等电位线在同一水平位上。在等电线以下,称为压低;在等电线以上,称为抬高。

正常压低:每个导联均<0.05mV;

正常抬高:肢体导联$V_4 \sim V_6 < 0.1mV$,$V_1 \sim V_2 < 0.3mV$,$V_3 < 0.5mV$。

（2）临床意义:压低大于正常值:常见于心肌缺血,心肌损害,心肌劳损,心动过速等。

抬高大于正常值:常见于心肌损伤,急性心肌梗死,急性心包炎等。

5. T波　心室复极波,代表心室快速复极的时间、电压变化。

（1）电压:在以R波为主的导联中,T波不应小于同导联R波的1/10(V_3最高可达1.5mV)。

（2）方向:在R波为主的导联中,T波与R波同方向。

（3）形态:T波上升支缓慢,下降支迅速,双支不对称,顶端光滑无切迹。

（4）临床意义:①T波低平(<1/10R)、双向、双峰、倒置(与R波方向相反):常见于心肌缺血,低血钾等;②T波高耸:A. 双肢对称,底窄,呈"帐篷状",常见于高血钾;B. 如T大于R,且与ST段连续抬高,见于早期心肌梗死。

6. QT间期　为心室除极与心室复极的总时间,代表心室肌收缩的全过程。自QRS波群起点到T波的终点间的时距(包括QRS波时限、ST段、T波时限)。

（1）正常值:QT间期正常为0.32~0.44s。心率快,QT间期短;心率慢,QT间期长。

（2）临床意义:①QT间期延长:提示心肌缺血,心肌损害,药物影响(乙胺碘肤酮、奎尼丁)或电解质紊乱(低血钾、低血钙);②QT间期缩短:见于高血钙,洋地黄效应,高血钾等。

7. u波　正常u波是在T波后,其方向与T波的方向相同,时限为0.10~0.30s,V_3、V_4较明显。u波明显增高,常见于低血钾,u波倒置见于高血压和冠心病。

（五）心电轴的测量

包括目测法、振幅法、查表法。最简单方法是目测Ⅰ、Ⅲ导联QRS波群的主波方向估测心电轴是否偏移。

1. 目测法

Ⅰ、Ⅲ导联主波向上则电轴不偏(尖朝天,则不偏)。

Ⅰ导联主波向下,Ⅲ导联主波向上则电轴右偏(尖对尖,向右偏)。

Ⅰ导联主波向上,Ⅲ导联主波向下则电轴左偏(口对口,向左走)。

Ⅰ、Ⅲ导联主波向下电轴极度右偏(口朝天,极右偏)。

2. 电轴偏移的分类

心电轴在 $-30° \sim +90°$ 之间为正常心电轴；$-30° \sim -90°$ 为心电轴左偏；$+90° \sim +180°$ 为心电轴右偏；$-90° \sim \pm180°$ 称不确定电轴。

3. 电轴偏移的临床意义

(1)心电轴右偏见于右心室肥大,左后分支传导阻滞。

(2)心电轴左偏见于左心室肥大,左前分支传导阻滞。

(3)心电轴偏移可受生理因素影响:横位心:心电轴左偏(肥胖、妊娠、腹水等)。垂位心:心电轴右偏(瘦长型、婴儿)。

（六）心房、心室肥大

1. 左心房肥大

(1)诊断要点:P 波增宽 $\geq 0.12s$。P 波呈双峰,峰距 $\geq 0.04s$,后峰高于前峰,以 I、II、aVF 导联较明显。V_1 导联 P 波呈双向,先正后负,$Ptfv_1$ 绝对值 $\leq -0.04mm \cdot s$。

(2)临床意义:常见于风湿性心脏病二尖瓣狭窄,所以又称为"二尖瓣型 P 波"。也可见于冠心病、高血压、肥厚型心肌病、慢性左心衰等。

2. 右心房肥大

(1)诊断要点:P 波高尖 $\geq 0.25mV$(肢体导联);V_1 直立 $\geq 0.15mV$(胸导联);双向时,振幅算术 $\geq 0.20mV$。

(2)临床意义:常见于肺心病(故称为肺型 P 波)、先心病(肺动脉瓣狭窄、法洛四联症、房间隔缺损)。

3. 左心室肥大

(1)诊断要点:左心室高电压(必备条件):① $R_{aVL} > 1.2mV$ 或 $R_{aVF} > 2.0mV$;② $R_I > 1.5mV$ 或 $R_I + S_{III} > 2.5mV$;③ Rv_5 或 $Rv_6 > 2.5mV$ 或 $Rv_5 + Sv_1 > 3.5mV$（女）$\sim 4.0mV$（男）;QRS 时间延长:可达 $0.10 \sim 0.11s$,$VATv_5 > 0.05s$。电轴可左偏,一般不超过 $-30°$。左心室劳损:V_5、V_6、aVF、aVL 导联 ST 段下移 $>0.05mV$,T 波低平、双向或倒置。

(2)临床意义:常见于高血压、冠状动脉粥样硬化性心脏病、先心病、风心病等。

4. 右心室肥大

(1)诊断要点:①右心室高电压:V_1 导联 $R/S \geq 1$,$R_{V1} > 1.0mV$ 或 $R_{V1} + S_{V5} > 1.2mV$;$R_{aVR} > 0.5mV$ 或 aVR 导联 $R/S \geq 1$;②图形改变:(主要诊断条件)QRS 波群 V_1、V_3R 波呈 qR、RS、R、Rs、rsR' 型,V_5 呈 rS、RS 型;③QRS 波群时限多正常,$VAT_{V1} > 0.03s$;④电轴右偏:(重要诊断条件)$\geq +90°$（重症 $> +110°$）;⑤右心室劳损:胸导联 $V_1 \sim V_3$ 可表现为 ST 段压低,伴 T 波双向或倒置。

(2)临床意义:常见于肺源性心脏病、风心病、房间隔缺损等。

（七）心肌缺血与心肌梗死

1. 基本图形

(1)缺血性改变:通常缺血最早出现在心内膜下肌层,表现为 T 波高而直立,ST 段多表现为下移超过 $0.05mV$;心外膜下心肌缺血,则面向缺血区的导联出现与正常方向相反的 T 波(T 波倒置),双肢对称、倒置深尖的 T 波多在冠状动脉供血不足时出现,亦称为冠状 T,ST 段多表现为抬高 $>0.1 \sim 0.3mV$。

(2)损伤性改变:随着缺血时间的延长,缺血程度的加重而出现损伤性 ST 段改变,表现为 ST 段抬高,逐渐抬高的 ST 段与 T 波融合后,可形成一条弓背向上的单向曲线。

（3）坏死性改变：由于缺血程度进一步加重，导致心肌细胞变性、坏死。心内膜下心肌坏死：即非穿透性坏死。呈 qR 型，其 q 波宽度 <0.04s，深度 <1/4R，伴 T 波对称性倒置。心外膜下心肌坏死：即穿透性坏死。呈 QS 型，伴 T 波对称性倒置；ST 段损伤图形。

2. 冠状动脉闭塞与心肌梗死的解剖定位

左冠状动脉前降支：前壁（中下部）、前间壁、室间隔、心尖、侧壁部分。

左冠状动脉回旋支：前壁（上部）、后壁、侧壁部分。

右冠状动脉：后壁、室间隔、右心室部分。

3. 心肌梗死的分期

（1）超急性期：高大 T 波，ST 段斜型抬高，无异常 Q 波（数小时内）。

（2）急性期：ST 段弓背向上抬高，可形成单相曲线。继而逐渐下降，R 波振幅下降，出现异常 Q 波或 Qs 波，T 波倒置或加深；Q 波、ST 抬高及 T 波倒置可同时存在（时间数小时内或数周内）。

（3）亚急性期：抬高的 ST 段回复至等电位线；T 波由深逐渐变浅，坏死性 Q 波继续存在（时间数周至数月）。

（4）陈旧期：ST 段和 T 波恢复正常或 T 波持续浅倒，Q 波不变（时间为 3～6 个月后）。

4. 心肌梗死的定位诊断

（1）前间壁：V_1、V_2 可累及 V_3。

（2）前壁：V_3、V_4 可累及 V_5。

（3）前侧壁：V_5、V_6 可累及 V_4。

（4）高侧壁：Ⅰ、aVL。

（5）下壁：Ⅱ、Ⅲ、aVF。

（6）后壁：V_7、V_8、V_9（V_1、V_2 出现 R 波增高，ST 段压低，T 波增高）。

（7）广泛前壁：Ⅰ、aVL、V_1～V_6。

（八）心律失常

心脏激动的起源或（和）传导异常，称为心律失常。

1. 窦性心律失常

（1）窦性心律：P 波规律出现，P 波在 Ⅰ、Ⅱ、aVF、V_4～V_6 导联直立，aVR 倒置，正常频率在 60～100 次/分，大于 100 次/分为窦性心动过速。小于 60 次/分为窦性心动过缓。PP 间距不等，同一导联 PP（RR）间期差值 >0.12s，为窦性心律不齐。规则的 PP 间距中突然出现 P 波脱落，形成长的 PP 间距，长 PP 间距与正常 PP 间距不成倍数关系称为窦性停搏。

（2）病态窦房结综合征

①持续性窦性心动过缓；②窦性停搏或窦房阻滞；③室上性快速心律失常，称为快慢综合征；④可累及房室结出现房室传导阻滞。

2. 房性心律失常

（1）房性早搏

①提前出现的 P' 波，形态与窦性 P 波不同；②P'R 间期 >0.12s；③不完全性代偿间歇；④异位 P' 后无 QRS-T 波称为室早未下传；⑤异位 P' 波下传、QRS 波增宽呈右束支阻滞图形，称为房早伴差异性传导。

（2）阵发性室上性心动过速

①突发突止；②频率在 160～250 次/分,节律整齐,QRS 波一般形态正常；③常见房室旁道及房室结双径路引发的折返性心动过速。

（3）心房扑动

①窦性 P 波消失,代之以连续的大锯齿状扑动波(F 波),在 Ⅱ、Ⅲ、aVF 较明显；②F 波振幅大小一致,间隔规则,频率在 250～350 次/分,常以固定的房室比例下传(2∶1 或 4∶1 传导)。心室律规则。若下传的比例不固定,心室律可不规则；③QRS 波呈室上性,一般不增宽。

（4）心房颤动

①正常 P 波消失,代之以大小不等、形态各异的颤动波(f 波),V_1 导联最明显；②f 波频率为 350～600 次/分；③心室律绝对不规则,QRS 波一般不宽；④RR 长短间距后的 QRS 波常增宽变形,成为房颤伴室内差异性传导。

心房扑动与颤动主要见于器质性心脏病患者,应给予合理治疗。

3. 交界性心律失常、交界性早搏

①提前出现的 QRS 波,形态与窦性下传者一致,其前无窦性 P 波；②出现逆行 P′波,可在 QRS 波之前(P′-R 间期＜0.12s),QRS 波之中或者 QRS 波之后(RP′间期＜0.20s)；③多数为完全性代偿间歇。

4. 室性心律失常

（1）室性早搏

①提前出现的 QRS 波,其前无相关 P 波；②QRS 波呈宽大畸形,时限＞0.12s,T 波与 QRS 波主波方向相反；③完全代偿间歇；④可分为单源性室早、多源性室早、插入性室早、偶发室早、频发室早。

（2）阵发性室性心动过速:阵发性室性心动过速是一种严重的心律失常,常可发展为致命的室扑或室颤。

①频率 140～200 次/分,节律基本整齐；②QRS 波呈宽大畸形,时限＞0.12s；③可伴有心室夺获及室性融合波。

（3）心室扑动:无正常的 QRS 波,代之以持续快速而相对规则的大振幅波动,频率达 200～250 次/分。

（4）心室颤动:QRS 波完全消失,出现大小不等,极不均匀的低小波,频率 250～500 次/分。

心室扑动与颤动可致心搏骤停,一旦发生应争分夺秒进行抢救。

5. 房室传导阻滞

（1）一度房室传导阻滞:P 波均下传心室,但 PR 间期延长≥0.20s,老年人≥0.22s;每个 P 波后均有一相关 QRS 波群。

（2）二度 Ⅰ 型房室传导阻滞(莫氏 Ⅰ 型):P 波规律出现,PR 间期逐渐延长,直至 P 波不能下传心室,出现 QRS 波脱漏,又称为文氏现象。

（3）二度 Ⅱ 型房室传导阻滞(莫氏 Ⅱ 型):PR 间期恒定(正常或延长),部分 P 波不能下传,房室传导比例可为 2∶1,3∶2,3∶1,4∶3 等,可固定或不固定,凡连续出现 2 次或 2 次以上的 QRS 波群脱漏者,称为高度房室传导阻滞。

（4）三度房室传导阻滞(又称完全性房室传导阻滞):P 波与 QRS 波毫无关系。即 PR 间期不固定,心房率快于心室率。即 PP 间期 < RR 间期。

二度Ⅱ型或三度房室传导阻滞,心率慢并影响血流动力学,应及时提高心率,防止发生阿 - 斯综合征。

（九）药物与电解质紊乱对心电图的影响

常见的药物有洋地黄类药物产生洋地黄效应或洋地黄中毒时心电图改变;奎尼丁治疗剂量时或奎尼丁中毒时的心电图改变。

1. 洋地黄效应　①ST- T 鱼钩状改变:在以 R 波为主的导联上,先出现 T 波低平、负正双向或倒置,伴有 ST 段下斜型压低,ST 段与 T 波融合呈"鱼钩型";②QT 间期缩短。

2. 洋地黄中毒　主要表现为频发、多源、成对的室性期前收缩(如二联律或三联律)、房室传导阻滞、非阵发性交界性心动过速、室性心动过速及心室颤动等,应立即停药。

3. 奎尼丁中毒　出现下列情况之一应停止用药:①QRS 波群时限超过用药前的 25% 以上;②房室传导阻滞及明显的窦性心动过缓;③频繁严重的室性心律失常;④QT 间期显著延长,当 Q-Tc > 0.50s 时应审慎给药。

（十）心电图描记、分析与临床应用

根据心电图的主要应用范围选择是否需要做心电图,做心电图时要检查环境与设备,核对患者并做好解释工作,正确安置电极,选择合适走纸速度,依次切换导联,防干扰,认真观察、测量和分析心电图各波段。

（十一）心电监护

心电监护是指利用心电监测仪器对患者的心脏电活动进行长时间和(或)远距离监测的一种手段。心电监护在急诊科、手术室、冠心病监护病房、重症监护病房等广泛应用,是重要的监护手段之一,对提高医疗效果和抢救成功率,降低病死率起着重要的作用。目前应用最为广泛的是床边心电监测仪和中央心电监测系统。

1. 常用的心电监护导联　常用的有三电极心电监护导联连接方法和五电极心电监护导联连接方法。

2. 心电监护临床应用　①监测患者心率、心律变化。②持续心电监护,及时发现心律失常。③间接了解循环系统的功能。④观察有无心肌缺血情况,为病情变化提供依据。⑤监测患者机体组织缺氧状况。

3. 操作观察要点

(1)选择导联位置时应尽量避开心脏听诊及必要的治疗位置,正确连接导线、电极片及血氧饱和度探头,调整清晰的监测波形。

(2)正确设定报警功能和参数,不能关闭报警声音。

(3)密切观察心电图变化,防止干扰和电极脱落,观察有无致命性心律失常的发生,最严重的如心室颤动、心室扑动、心脏停搏,三度房室传导阻滞等,并及时处理。观察血氧饱和度变化。发现异常及时报告医师。

(4)每日定时回顾患者 24h 心电监测情况,必要时记录。

(5)停机时,先向患者说明,取得合作后关机,断开电源。

【必会技能】

一、心电图检查流程

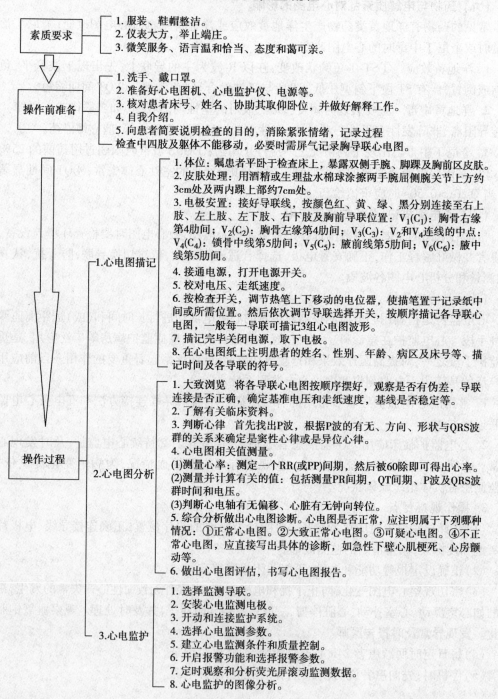

素质要求
1. 服装、鞋帽整洁。
2. 仪表大方，举止端庄。
3. 微笑服务、语言温和恰当、态度和蔼可亲。

操作前准备
1. 洗手、戴口罩。
2. 准备好心电图机、心电监护仪、电源等。
3. 核对患者床号、姓名、协助其取仰卧位，并做好解释工作。
4. 自我介绍。
5. 向患者简要说明检查的目的，消除紧张情绪，记录过程
检查中四肢及躯体不能移动，必要时需屏气记录胸导心电图。

操作过程

1. 心电图描记
1. 体位：嘱患者平卧于检查床上，暴露双侧手腕、脚踝及胸前区皮肤。
2. 皮肤处理：用酒精或生理盐水棉球涂擦两手腕屈侧腕关节上方约3cm处及两内踝上部约7cm处。
3. 电极安置：接好导联线，按颜色红、黄、绿、黑分别连接至右上肢、左上肢、左下肢、右下肢及胸前导联位置：$V_1(C_1)$：胸骨右缘第4肋间；$V_2(C_2)$：胸骨左缘第4肋间；$V_3(C_3)$：V_2和V_4连线的中点；$V_4(C_4)$：锁骨中线第5肋间；$V_5(C_5)$：腋前线第5肋间；$V_6(C_6)$：腋中线第5肋间。
4. 接通电源，打开电源开关。
5. 校对电压、走纸速度。
6. 按检查开关，调节热笔上下移动的电位器，使描笔置于记录纸中间或所需位置。然后依次调节导联选择开关，按顺序描记各导联心电图，一般每一导联可描记3组心电图波形。
7. 描记完毕关闭电源，取下电极。
8. 在心电图纸上注明患者的姓名、性别、年龄、病区及床号等、描记时间及各导联的符号。

2. 心电图分析
1. 大致浏览　将各导联心电图按顺序摆好，观察是否有伪差，导联连接是否正确，确定基准电压和走纸速度，基线是否稳定等。
2. 了解有关临床资料。
3. 判断心律　首先找出P波，根据P波的有无、方向、形状与QRS波群的关系来确定是窦性心律或是异位心律。
4. 心电图相关值测量。
(1)测量心率：测定一个RR(或PP)间期，然后被60除即可得出心率。
(2)测量并计算有关的值：包括测量PR间期，QT间期、P波及QRS波群时间和电压。
(3)判断心电轴有无偏移、心脏有无钟向转位。
5. 综合分析做出心电图诊断。心电图是否正常，应注明属于下列哪种情况：①正常心电图。②大致正常心电图。③可疑心电图。④不正常心电图，应直接写出具体的诊断，如急性下壁心肌梗死、心房颤动等。
6. 做出心电图评估，书写心电图报告。

3. 心电监护
1. 选择监测导联。
2. 安装心电监测电极。
3. 开动和连接监护系统。
4. 选择心电监测参数。
5. 建立心电监测条件和质量控制。
6. 开启报警功能和选择报警参数。
7. 定时观察和分析荧光屏滚动监测数据。
8. 心电监护的图像分析。

二、心电图检查评分表

心电图检查评分表

护生姓名： 班级： 学号：

项目	具体内容	标准分	实得分
素质	1. 服装、鞋帽整洁。 2. 仪表大方，举止端庄。 3. 微笑服务、语言温和恰当、态度和蔼可亲。	5	
操作前准备	物品准备：心电图机、分规、心电图图谱、心电图记录纸、酒精棉球或生理盐水棉球、报告单。	5	
	用物合理，核对、确认被患者信息、协助患者至正确体位，并做好解释工作。	2	
操作过程	心电图导联连接位置准确、方法正确。	5	
	心电图描记过程中，保持基线稳定，方法正确。	3	
	对心电图正确分析，心率测量准确，熟知心电轴是否偏移的方法。	15	
	正常心电图的识别与测量方法正确，熟知各波段的测量和正常值。	10	
	常见异常心电图的识别与测量方法正确，熟知急性心肌梗死心电图演变过程，会识别心房、心室肥大心电图，对房性、交界性、室性期前收缩及房颤会判断。	15	
	心电图分析步骤正确。	5	
	选择心电监测导联，正确连接导线、电极片及血氧饱和度探头，调整清晰的监测波形。	10	
	正确设定报警功能和参数。	5	
	能正确观察心电图及监护参数的变化，发现异常并能及时处理。	5	
	做好记录，做出心电图评估，书写心电图报告。	5	
总体评价	操作次序，时间把握	5	
	操作过程有效沟通，体现人文关怀。	5	
考核结论	通过 □	总得分	
	基本合格 □		
	不合格 □		

考核教师：

考核日期：

【护考训练】

一、名词解释

1. 心电图　2. 导联　3. 心电轴　4. 心律失常　5. 窦性心律　6. 期前收缩　7. 阵发性心动过速　8. 冠状 T 波　9. 心电向量　10. ST 段　11. 代偿间歇　12. 房室传导阻滞　13. 心电监护　14. P 波　15. QRS 波群

二、填空题

1. 心电活动传导具有_____、_____、_____、_____、_____。

2. 典型心电图图形主要包括四波：_____、_____、_____及_____；两段：_____、_____；两间期：_____、_____。

3. 心电图记录纸小方格的边长为_____、纵线之间的距离代表_____、常规心电图的走纸速度为_____、所以每小格代表_____。

4. P 波在肢体导联一般呈钝圆形，允许有一小切迹，但峰间距离小于_____、P 波方向在_____、_____、_____、_____导联向上。

5. 正常成年人 QRS 波群的时限一般在_____之间、VATv$_1$ 小于_____、VATv$_5$ 小于_____。

6. 每个心动周期均产生一组心电图波形，其中 P 波代表_____、QRS 波群代表_____、T 波代表_____。

7. PR 间期延长，见于_____；PR 间期缩短，则多见于_____。

8. 心电轴目测法根据_____导联与_____导联的主波方向来大致估计其偏移情况。电轴左偏为 I 导联的 QRS 波群的主波方向_____；III 导联的 QRS 波群的主波方向_____。

9. 左心房肥大时，P 波时间_____，形状_____；右心房肥大时 P 波肢体导联电压_____，形状_____。

10. 心肌梗死的基本图形有_____、_____、_____。

11. 心律失常可分为三大类：_____、_____、_____。

12. 常见的心电监护种类有_____、_____。

13. 心电监护五电极系统电极片安放位置分别为：_____、_____、_____、_____、_____。

三、选择题

A 型题

1. 心电图检查时，I 导联的正极应连接
　　A. 左上肢　　　　　　　B. 右上肢　　　　　　　C. 左下肢
　　D. 右下肢　　　　　　　E. 胸前

2. 测量 PR 间期应当是
　　A. 由 P 波终末到 QRS 波群的开始　　　B. 由 P 波起始处到 QRS 波群终末
　　C. 由 P 波起始到 QRS 波群的开始　　　D. 由 P 波终末到 QRS 波群的终末
　　E. 以上都不对

3. T 波是代表
　　A. 心房除极波　　　　　B. 心房复极波　　　　　C. 心室的除极波

D. 心室的复极波   E. 心室的激后电位

4. 肺型 P 波正确的是

  A. P 波呈双峰型   B. P 波电压 <0.25mV

  C. P 波直立高尖   D. 肺型 P 波常见 aVR 导联

  E. 肺型 P 波常见于风湿性心脏病

5. 做心电图检查时,标准导联Ⅲ的正极应连接

  A. 右上肢   B. 左上肢   C. 右下肢

  D. 左下肢   E. 胸前

6. 心电图上 P 波最明显的导联是

  A. Ⅰ导联   B. Ⅱ导联   C. Ⅲ导联

  D. V_3 导联   E. V_5 导联

7. 胸前 V_5 导联的电极应放在

  A. 胸骨右缘第 4 肋间   B. 胸骨左缘第 4 肋间

  C. 左腋中线 V_4 水平处   D. 左腋前线 V_4 水平处

  E. 左锁骨中线与第 5 肋间相交处

8. 做心电图检查时,国内一般采用的走纸速率为

  A. 5mm/s   B. 25mm/s   C. 50mm/s

  D. 75mm/s   E. 100mm/s

9. 正常心电轴的范围是

  A. $-30° \sim +90°$ B. $-30° \sim -90°$ C. $+90° \sim +180°$

  D. $-90° \sim -180°$ E. $+110° \sim +180°$

10. 心电轴右偏是指心电轴在

  A. $-30° \sim +90°$ B. $-30° \sim -90°$ C. $+90° \sim +180°$

  D. $-90° \sim -180°$ E. $+110° \sim +180°$

11. 代表心房除极电位变化的是

  A. P 波   B. T 波   C. Q 波

  D. Q-T 间期   E. QRS 波群

12. 正常 S-T 段的偏移范围,下列哪项不正确

  A. 在任一导联 ST 段下移不应超过 0.5mV

  B. V_1、V_2 导联 ST 段上升不超过 0.3mV

  C. V_3 导联 ST 段上升不超过 0.5mV

  D. $V_{4\sim6}$导联 ST 段上升不超过 0.1mV

  E. 肢体导联 ST 段上升不超过 0.1mV

13. 心电图上代表心房除极至心室除极开始的时间是

  A. P 波   B. QRS 波群   C. T 波

  D. P-R 间期   E. Q-T 间期

14. 心室除极过程形成心电图上的波形是

  A. P 波   B. QRS 波群   C. T 波

  D. u 波   E. P-R 间期

15. T 波为

A. 心房除极波　　　　　　B. 心室除极波　　　　　　C. 心房复极波

D. 心室快速复极波　　　　E. 心室晚电位

16. 心脏的电冲动起源于

A. 窦房结　　　　　　　　B. 房室结　　　　　　　　C. 房室束

D. 室间隔　　　　　　　　E. 结间束

17. 室性期前收缩的心电图特征不符合的是

A. QRS 波群提前出现　　　　　　　　　B. QRS 波群形态宽大畸形

C. 为不完全性代偿间歇　　　　　　　　D. T 波与 QRS 波群主波方向相反

E. 提前的 QRS 波群前无 P 波

18. 心电图诊断右室肥大的条件是

A. $R_{V1} + S_{V5} > 1.2mV$　　　B. $R_{V1} < 1mV$　　　　C. $R_{V5} + S_{V1} > 4.0mV$

D. $R_{aVR} < 0.5mV$　　　　E. 心电轴左偏

19. 属于正常心电图范围的是

A. P 波振幅 0.4mV　　　　　　　　　　B. P-R 间期 0.25s

C. ST 段标准导联上升 0.2mV　　　　　　D. u 波与 T 波方向相反

E. T 波振幅大于同导联 R 波的 1/10

20. 心电图上平均 RR 间隔为 0.8s 时心率为

A. 60 次/分　　　　　　　B. 65 次/分　　　　　　　C. 70 次/分

D. 75 次/分　　　　　　　E. 80 次/分

21. 最危急的心律失常是

A. 室上性心动过速　　　　　　　　　　B. 室性心动过速

C. 心房颤动　　　　　　　　　　　　　D. 心室颤动

E. 二度 I 型房室传导阻滞

22. 关于房颤正确的是

A. 多发生于器质性心脏病病人　　　　　B. 心室率多为 350~600 次/分

C. 心室率快而规律　　　　　　　　　　D. 最易发生阿-斯综合征

E. 脉率 < 心率

23. 心房颤动的常见并发症是

A. 动脉栓塞　　　　　　　B. 肺炎　　　　　　　　　C. 感染性心内膜炎

D. 阿-斯综合征　　　　　　E. 房室传导阻滞

24. 室性期前收缩患者心电图表现错误的是

A. 提前出现的 P′波　　　　B. QRS 波前无 P 波　　　C. QRS 波形态异常宽大

D. T 波与主波方向相反　　　E. 有完全性代偿间歇

25. 病理性 Q 波常见于

A. 心肌梗死　　　　　　　B. 慢性肺源性心脏病　　　C. 心绞痛

D. 心包积液　　　　　　　E. 风湿性心脏病

26. 洋地黄效应心电图特征性表现是

A. ST 段弓背抬高　　　　　B. 病理性 Q 波　　　　　C. T 波深倒置

D. ST 段下斜型降低　　　　E. ST-T 鱼钩状改变

27. 用目测法判断心电轴左偏的是

A. Ⅰ和Ⅲ导联主波向上　　　　　　B. Ⅰ和Ⅲ导联主波向下

C. Ⅰ导联主波向上,Ⅲ导联主波向下　D. Ⅰ导联主波向下,Ⅲ导联主波向上

E. 以上都不是

28. 心电图检查不能做出直接诊断的是

A. 心律失常　　　　　B. 心室肥大　　　　　C. 心功能级别

D. 高血钾　　　　　　E. 心肌缺血

29. 心电图检查时,连接红色肢体导联线的电极应连接

A. 右上肢　　　　　　B. 右下肢　　　　　　C. 左下肢

D. 胸前　　　　　　　E. 左上肢

30. M₁心电监护导联连接正确的是

A. 左手(正极)左锁骨下外 1/4,右手(负极)右锁骨下外 1/4

B. 左手(负极)左锁骨下外 1/4,右手(正极)右锁骨下外 1/4

C. 左手(正极)左锁骨中线第 2 肋间,右手(负极)顺锁骨中线第 2 肋间

D. 左手(正极)左锁骨中线第 1 肋间,右手(负极)顺锁骨中线第 1 肋间

E. 以上都不是

31. 男性,58 岁,因剧烈心前区疼痛 1 小时就诊,查体:体温 37℃,血压 98/68mmHg,心率 60 次/分,心电图示急性下壁心肌梗死。该患者心电图示急性心肌梗死的特征性表现是

A. 病理性 Q 波　　　　B. QRS 波宽大畸形　　C. 不规则 f 波

D. ST 段压低　　　　　E. T 波倒置

32. 某患者的心电图示 P 波与 QRS 波群均有规律出现,P 波与 QRS 波不相关,P 波频率 >QRS 波群频率。其诊断考虑为

A. 交界性心律

B. 三度房室传导阻滞

C. 二度Ⅱ型(莫氏Ⅱ型)房室传导阻滞

D. 阵发性室上性心动过速

E. 二度Ⅰ型(莫氏Ⅰ型)房室传导阻滞

33. 一尿毒症患者 3 天来胸闷、气短、尿量减少,实验室检查血清钾 6.8mmol/L,二氧化碳结合力 16mmol/L,心电图特点是 S-T 压低,T 波高尖,最可能的原因是

A. 高血钾　　　　　　B. 洋地黄效应　　　　C. 普萘洛尔试验

D. 低血钾　　　　　　E. 以上都不是

34. 患者女性,42 岁,风心病病史 10 年,心慌气短 1 个月,查心电图:P 波消失,代之以大小不等,形状各异的 f 波,频率为 500/分,心室律绝对不规则,心率 130/分,脉率 110/分。应考虑为

A. 室早二联律　　　　B. 心房扑动　　　　　C. 室上性心动过速

D. 心房纤颤　　　　　E. 窦性心律不齐

35. 某男,59 岁,生气后突发胸骨后疼痛,剧烈难忍,心电图表现为 V₁、V₂ 导联呈 QS 波型,V₃ ~ V₆ 导联有病理性 Q 波,V₁ ~ V₆ 导联 ST 段呈弓背向上抬高并与 T 波形成单向曲线,此时应诊断为

A. 前间壁心肌梗死　　B. 急性下壁心肌梗死　C. 急性广泛前壁心肌梗死

D. 后壁心肌梗死　　　E. 前壁心肌梗死

B 型题

(36 ~ 40 题备选答案)

    A. 肺型 P 波

    B. 二尖瓣型 P 波

    C. P 波在 Ⅰ、Ⅱ、aVF 导联直立

    D. 电轴左偏

    E. 电轴右偏

36. 左心房肥大

37. 右心房肥大

38. 左心室肥大

39. 右心室肥大

40. 窦性 P 波

(41 ~ 45 题备选答案)

    A. T 波高而直立

    B. 冠状 T 波

    C. T 波倒置

    D. ST 缺血型改变

    E. T 波低平或双向

41. 冠心病

42. 心内膜下心肌缺血

43. 心外膜下心肌缺血

44. 冠状动脉供血不足

45. 心内膜和心外膜下心肌同时缺血时

X 型题

46. 正常心电图的 Q 波,下列正确的是

    A. 正常 Q 波应小于同一导联 R 波的 1/4

    B. 正常 Q 波的宽度应 <0.04s

    C. 在 V_1 可以有 q 波

    D. 出现病理性 Q 波一定为心肌梗死

    E. V_1 导联不应出现 QS 波

47. 正常心电图的 T 波,下列哪些是正确的

    A. 代表快速心肌复极的电位变化

    B. 方向与 QRS 波群的主波方向相同

    C. 振幅不应低于同导联 R 波的 1/10

    D. T 波在胸导联的振幅可达 1.2 ~ 1.5mV

    E. T 波在 aVR 导联向上

48. 右心房肥大的诊断标准有

    A. P 波高尖

    B. P 波振幅在肢体导联 ≥0.25mV

    C. P 波时间 <0.11s

    D. QRS 波时间无变化

E. 电轴左偏常见于肺心病

49. 在 Ⅱ、Ⅲ、aVF 导联出现高大 T 波应考虑为

    A. 前壁心肌缺血   B. 下壁心肌缺血   C. 侧壁心肌缺血

    D. 缺血发生在心内膜下   E. 缺血发生在心外膜下

50. 心肌梗死的特征性心电图改变有

    A. 病理性 Q 波   B. ST 段弓背向上抬高   C. T 波倒置

    D. Q-T 间期延长   E. 室性期前收缩

四、问答题

1. 简述心电图各波、段、间期的意义？

2. 简述心电轴的临床意义？

3. 如何运用目测法判定心电轴的偏移？

4. 简述正常窦性 P 波的特点？

5. 简述心电监护监测心电图时的主要观察指标？

（熊红霞）

第八章　影像学检查

第一节　X线检查及计算机体层成像检查

【学习精要】

一、本章考点

1. 放射学检查的准备与处理。
2. 各系统放射学检查的正常表现和基本病变表现。
3. 放射学检查的临床应用与分析。

二、重点与难点解析

1. 放射学方法　普通检查(透视、摄片)、特殊检查(铂靶X线摄影检查、体层摄影检查、间接摄影检查)、造影检查(造影剂种类、造影方式)。

2. 放射学检查的准备　摄片检查前应向患者解释摄影的目的、方法、注意事项;除急腹症外,腹部摄片前应先清洁肠道;创伤患者摄片时,应尽量少搬动;危重患者摄片须有临床医护人员监护。

【必会技能】

1. 碘过敏反应的处理原则

(1)轻度反应:全身灼热感、头晕、面部潮红、胸闷、气急、恶心、呕吐、皮疹等反应,一般经吸氧或短期休息可好转,必要时可给予肾上腺素1mg皮下注射。

(2)重度反应:喉头水肿、支气管痉挛、呼吸困难、心律失常,甚至心搏骤停,应立即停止检查,给予吸氧、抗过敏和对症治疗等抢救措施。

2. X线检查前病人的准备

(1)透视检查:应简单向病人说明检查的目的和需要配合的姿势,以消除病人进入暗室的恐惧心理。应尽量除去透视部位的厚层衣物及影响X线穿透的物品,如发夹、金属饰物、膏药、敷料等,以免干扰检查结果,影响诊断治疗。

(2)摄影检查:应向病人解释摄影的目的、方法、注意事项,如充分暴露投照部位、摄片时需屏气等,使病人在摄片时合作。除急腹症外,腹部摄片前应先清理肠道,以免气体或粪便影响摄片质量。创伤病人摄片时,应尽量少搬动,危重病人摄片必须有临床医护人员监护。

（3）造影检查：应向病人作必要的解释，以取得合作。一定要了解病人有无造影的禁忌证，如严重心、肾疾病或过敏体质等。对接受含碘造影剂检查的病人需作碘过敏试验，其方法可用 35% 的碘造影剂滴入眼球结合膜，于 15 分钟后观察有无充血反应；也可用同剂型的碘造影剂 1ml 作缓慢的静脉注射，于 15 分钟内观察病人有无胸闷、心慌、恶心、呕吐、呼吸急促、头晕、头痛、荨麻疹等不良反应。应备齐各种急救药物与用品，掌握严重反应的急救方法。

（4）胃肠钡餐检查：检查前 3 天禁服影响胃肠道功能的药物和含钾、镁、钙等重金属药物；禁食 10 小时以上；有幽门梗阻者检查前应先抽出胃内滞留物。

（5）钡剂灌肠检查：检查前 1 天进少渣半流质饮食，下午至晚上饮水 1000ml 左右；如做双重造影，检查前 1 日晚需服用番泻叶导泻；检查当日禁早餐；检查前 2 小时做彻底清洁灌肠。

【护考训练】

一、名词解释

1. 充盈缺损　2. 龛影

二、填空题

1. X 线的特性有_____、_____、_____、_____等。

2. X 线造影检查常用的钡剂为_____，常用于_____造影。

3. 糖尿病病人在碘对比剂使用前_____小时停用双胍类药物。

4. 心影增大在后前位胸片上常见的 3 种心型为_____、_____和_____。

5. 单纯性肠梗阻的典型 X 线表现是_____。

6. 急性脑出血在 CT 上表现为_____密度。

三、选择题

A 型题

1. 正常胸部 X 线影像上主要显示
   A. 胸廓、纵隔、肺部、心脏　　　　　　B. 皮肤、皮下脂肪、肺
   C. 心脏、大血管、气管、肺　　　　　　D. 肺、心脏、肋骨
   E. 肺、肋骨、心脏

2. 疑为乳腺肿瘤，应选用下列哪项检查
   A. 软 X 线摄影　　　　B. 记波摄影　　　　C. CT 检查
   D. 造影检查　　　　　E. X 线透视

3. 组成肺门阴影，下列哪项除外
   A. 肺动脉　　　　　　B. 肺静脉　　　　　C. 支气管
   D. 淋巴组织　　　　　E. 纵隔

4. 肺纹理成影主要由以下哪项显示
   A. 肺动脉　　　　　　B. 肺静脉　　　　　C. 支气管
   D. 淋巴组织　　　　　E. 纵隔

5. X 线表现为片状或云絮状密度增高阴影，边缘模糊为哪种疾病
   A. 肺炎　　　　　　　B. 肺癌　　　　　　C. 肺脓肿
   D. 胸腔积液　　　　　E. 肺结核

6. CT 扫描在临床诊断上较广泛应用,但下列哪一项除外

    A. 脑部   B. 肺部   C. 肝脏

    D. 腹腔   E. 心脏冠状动脉

7. 不需做造影剂过敏试验的检查是

    A. 支气管造影   B. 心血管造影   C. 胃肠钡餐造影

    D. 静脉肾盂造影   E. 静脉胆道造影

8. X 线摄影检查前的准备不正确的是

    A. 充分暴露摄照部位,摄片时要屏气

    B. 透视检查应尽量除去透视部位的厚层衣物

    C. 急腹症摄片前未清理肠道

    D. 创伤病人摄片时尽量少搬动

    E. 危重病人摄片必须有临床医护人员监护

X 型题

9. 冠状动脉造影检查后其处理措施,正确的有

    A. 穿刺部位加压包扎

    B. 穿刺侧肢体制动 6 ~ 12 小时

    C. 术后鼓励病人多饮水

    D. 密切观察有无碘对比剂的不良反应

    E. 对插管造影历时较长者,可给予抗生素预防感染

10. 磁共振成像检查前患者的准备包括

    A. 指导患者穿纯棉衣物

    B. 头部勿使用摩丝等护发用品

    C. 腹部增强检查前 4 小时禁食水

    D. 盆腔检查需排空膀胱

    E. 不能配合的儿童患者须采取镇静措施

11. 肺门影主要为

    A. 肺动脉   B. 肺静脉   C. 支气管

    D. 淋巴组织   E. 叶间裂

12. 食管癌 X 线造影的表现为

    A. 黏膜皱襞消失、中断、破坏   B. 腔内憩室

    C. 食管腔狭窄   D. 腔内充盈缺损

    E. 受累食管局限性僵硬

13. 脑膜瘤常见的影像表现为

    A. 宽基底与硬脑膜相连   B. 包膜完整,边界清   C. 坏死、囊变常见

    D. 均匀性显著强化   E. 周围有大片水肿带

四、问答题

1. 如何根据放射学检查鉴别大叶性肺炎和小叶性肺炎。

2. 如何根据 X 线造影检查鉴别消化道良性与恶性溃疡。

第二节　超声检查与核医学检查

【学习精要】

一、本章考点

1. 超声波和多普勒效应的定义。
2. 超声检查前的准备。
3. 超声检查在临床的应用及各系统常见疾病的超声诊断要点。
4. 核医学检查的准备与处理。
5. 放射卫生防护原则与方法。

二、重点与难点解析

1. 超声检查前的准备

(1) 腹部检查:如肝、胆、胆道、胰腺等须空腹检查;检查前一天晚餐不能进油腻食物,晚餐后开始禁食;次日上午检查前要排空大便,如有便秘或肠胀者,检查前一晚可服缓泻剂。

(2) 盆腔检查:如子宫、附件、前列腺等,检查前需饮水,保持膀胱充盈。

(3) 婴幼儿及检查不合作者:可给予水合氯醛灌肠,待安静入睡后再进行检查。

2. 核医学检查的准备

(1) 脑平面显像检查前给患者口服过氯酸钾 400mg,以封闭脉络丛、甲状腺、唾液腺等吸收示踪剂的组织,以免影响结果。

(2) 甲状腺吸碘功能测定检查前停服含碘食物(如海鱼、海虾、海带、海蜇、紫菜等)2 周;停服含碘药物(如碘含片、复方碘溶液、碘化物等)2 ~ 8 周;停服甲状腺片、抗甲状腺药物 4 ~ 6 周。当天早晨空腹抽血。

(3) 肝胆显影:检查前禁食 2 小时以上,如需检查胆囊收缩功能,于胆囊显影后食煮鸡蛋或油炸鸡蛋 2 个。

(4) 肾动态显像检查前 30 分钟饮水 300ml,并排空尿液以保证测定当时有一定尿流量。

(5) 骨扫描前取下身上含金属或高比重的物品,如金属义齿、硬币、腰带金属环、首饰等。

(6) 对儿童、孕妇做放射性核素检查应采取慎重态度。

【必会技能】

1. 基本概念

(1) 超声波是指任何声波或振动,其频率超过人类耳朵可以听到的最高阈值 20 千赫。

(2) 多普勒效应是指物体辐射的波长因为光源和观测者的相对运动而产生变化。在运动的波源前面,波被压缩,波长变得较短,频率变得较高,在运动的波源后面,产生相反的效应,波长变得较长,频率变得较低,波源的速度越高,所产生的效应越大。根据光波红/蓝移的程度,可以计算出波源循着观测方向运动的速度,恒星光谱线的位移显示恒星循着观测方向运动的速度,这种现象称为多普勒效应。

2. 辐射防护原则

（1）实践的正当化：所致辐射危害同社会和个人从中获益相比是可以接受的，确定放射性项目是应该进行的。

（2）放射防护最优化：用最小的代价获得最大净利益，使一切必要照射保持在合理的最低水平。避免一切不必要的照射。

（3）个人计量限值：个人所照射的剂量当量不应超过规定的限值。经长期积累或一次照射后对机体损害最小和遗传几率最低的剂量。

【护考训练】

一、名词解释

1. 多普勒效应　2. 明亮肝　3. 膀胱憩室　4. 核医学　5. 核素

二、填空题

1. 通常将肝脏分为_____、_____、_____、_____、_____五叶。

2. 最常见肾脏实质性良性肿瘤是_____。

3. 正常膀胱的残余尿量应少于_____。

4. 前列腺增生的好发部位在_____，前列腺肿瘤的好发部位在_____。

5. SPECT 的中文是_____。

6. PET 的中文是_____。

三、选择题

A 型题

1. 超声波是一种机械波，其频率超过

　　A. 10000Hz　　　　　　　　B. 20000Hz　　　　　　　　C. 30000Hz

　　D. 40000Hz　　　　　　　　E. 50000Hz

2. 超声换能器的作用是

　　A. 将动能转化为势能　　　　　　　　B. 将势能转化为动能

　　C. 将机械能转化为电能　　　　　　　　D. 将化学能转化为电能

　　E. 将化学能转化为热能

3. 胆总管扩张，内见等号样高回声，并可见蠕动，考虑病因是

　　A. 结石　　　　　　　　B. 胆管炎　　　　　　　　C. 胆道蛔虫

　　D. 胆管癌　　　　　　　　E. 胆管息肉

4. 患者有慢性肝炎病史，B 超发现肝脏体积稍增大，光点增粗增强，门静脉增宽，脾脏增大，首先要考虑

　　A. 肝硬化　　　　　　　　B. 脂肪肝　　　　　　　　C. 血吸虫肝

　　D. 肝囊肿　　　　　　　　E. 肝血管瘤

5. 患儿，男性，2 岁，因腹部包块超声检查示左上腹巨大实性肿块，边界尚清，回声不均，见不规则的透声区，与肾脏关系密切，其上残存肾脏积水，最可能诊断是

　　A. 肾上腺肿瘤　　　　　　　　B. 肾癌　　　　　　　　C. 肾盂癌

　　D. 肾母细胞瘤　　　　　　　　E. 腹膜后肿瘤

6. 下列关于前列腺增生的说法不正确的是

　　A. 好发于内腺　　　　　　　　　　　　B. 好发于外腺

C. 增生的程度与排尿困难不成正比　　D. 前列腺增大呈球形

E. 可伴有前列腺结石

7. 四肢静脉脉冲多普勒频谱有几大特征,分别为

　　A. 三大特征:自发性、周期性、乏氏反应

　　B. 四大特征:自发性、周期性、乏氏反应、人工挤压肢体远端血流信号增强

　　C. 五大特征:自发性、周期性、乏氏反应、人工挤压肢体远端血流信号增强、单向回心血流

　　D. 五大特征:自发性、周期性、乏氏反应、人工挤压肢体远端血流信号减低、单向回心血流

　　E. 以上均错误

8. 下肢动脉闭塞时,常用下列哪条动脉作对照

　　A. 肱动脉　　　　　　　B. 颈动脉　　　　　　　C. 主动脉

　　D. 对侧下肢动脉系统　　E. 股动脉

9. 患者男性,32 岁,突发性左季肋部绞痛 4 小时,无发热,血象正常。尿常规:红细胞 15~25 个。超声检查见左肾集合系统轻度分离,该侧输尿管上段约 1.0cm,其远侧段显示不清。该病历不能除外

　　A. 肾癌　　　　　　　B. 急性肾盂肾炎　　　　C. 急性肾小球肾炎

　　D. 输尿管结石　　　　E. 肾平滑肌脂肪瘤

10. 附睾炎在不同阶段的声像图表现是

　　A. 附睾增大　　　　　　　　　　B. 附睾显示中等回声

　　C. 化脓时附睾出现无回声区　　　D. 如有钙化,后方出现声影

　　E. 以上都是

11. 恶性肿瘤骨转移病人首选的诊断方法为

　　A. X 线　　　　　　　B. CT　　　　　　　C. MRI

　　D. 核素骨显像　　　　E. 超声波

12. 肾动态显像前病人准备不包括

　　A. 检查前 3 天停用利尿药　　　B. 检查前 2 天不进行静脉肾盂造影

　　C. 检查当天禁水　　　　　　　D. 检查前排空膀胱内尿液

　　E. 检查可取坐位、仰卧位、后位

13. 检查前需保持安静状态、封闭视听的是

　　A. 心肌灌注显像　　　　　　　B. 脑血流灌注显像

　　C. 肺血流灌注显像　　　　　　D. 甲状腺显像

　　E. 以上检查均需要封闭视听

14. 下列检查项目中,检查前需进行血糖水平测定的是

　　A. PET 心肌代谢显像　　　　　B. 心血池显像

　　C. 肝血池显像　　　　　　　　D. 脑血流灌注显像

　　E. 以上检查均进行血糖水平测定

15. 不影响甲状腺摄^{131}I 率测定的物质是

　　A. 紫菜　　　　　　　B. 昆布　　　　　　　C. 抗生素

　　D. 丙硫氧嘧啶　　　　E. 菠菜

X 型题

16. 发生多普勒效应必须具备的基本条件
   A. 有声源与接收
   B. 没有回声或回声太弱
   C. 声源与接收体产生相对运动
   D. 有强的反射源与散射源
   E. 声源与接收体两者处于静止状态

17. 有关超声波的物理特性以下正确的是
   A. 频率越高,穿透性越强
   B. 频率越高,穿透性越弱
   C. 声阻抗越大,反射越多
   D. 声阻抗越大,反射越少
   E. 超声波在介质中呈直线传播,具有良好的指向性

18. 肝囊肿声像图的特征性表现有
   A. 圆形或椭圆形无回声
   B. 有包膜
   C. 有侧壁声影
   D. 后方回声增强
   E. 后方声影

19. 外辐射的防护原则有
   A. 时间防护
   B. 距离防护
   C. 佩戴口罩防止吸入易挥发性放射物质
   D. 屏蔽防护
   E. 穿铅服

20. 核素心功能显像主要用于
   A. 冠心病心肌缺血的诊断及心功能评价
   B. 室壁瘤的诊断与鉴别诊断
   C. 束支传导异常及预激综合征的辅助诊断
   D. 心肌病、心肌炎及瓣膜疾病的辅助诊断及心功能评价
   E. 心脏疾病治疗前后心功能的判断

四、问答题

1. 心血管系统超声检查与腹部超声检查的检查前准备有什么不同?

2. 超声心动图可用于检查哪些心脏疾病?

3. 列举 ECT 显像与 CT 显像的主要区别。

4. 列举核医学显像检查前的病人准备与处理以及检查者的自我保护。

（吴俊丽）

第九章 护理诊断

【学习精要】

一、本章考点

1. 护理诊断的定义。
2. 护理诊断的构成。
3. 护理诊断的三部分陈述。
4. 合作性问题的陈述。
5. 护理诊断的排序。

二、重点与难点解析

1. 护理诊断主要有现存性护理诊断和危险性护理诊断,现存性护理诊断由名称、定义、诊断依据和相关因素4部分组成;危险性护理诊断由名称、定义和危险因素3部分组成,名称是对患者健康状态或疾病可能出现的反应的描述,冠以"有……危险"。

2. 护理诊断的陈述分为1部分陈述、2部分陈述和3部分陈述3种形式。三部分陈述即PES公式,P代表问题,与护理诊断名称同义;E代表原因,即相关因素;S为症状和体征,也包括实验室检查与其他辅助的结果。

3. 护士不能预防和独立处理的属合作性问题,其陈述以"潜在并发症"开始,后为潜在并发症的名称。

4. 患者可以存在多个护理诊断,实际工作中需要确定解决问题的优先顺序,把对患者生命和健康威胁最大的问题作为首优诊断放在首位,其他的依次排列,以便根据轻、重、缓、急采取行动,做到有条不紊。

【必会技能】

1. 明确护理诊断定义

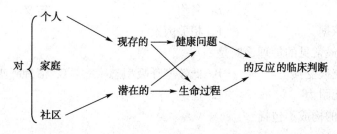

2. 熟知形成护理诊断的过程

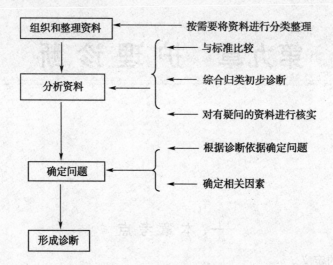

【护考训练】

一、名词解释

1. 护理诊断 2. 合作性问题 3. 现存性护理诊断 4. 危险性护理诊断 5. 首优诊断

二、填空题

1. NANDA 将护理诊断分为_____、_____、_____、_____、_____。

2. 现存性护理诊断由_____、_____、_____、_____ 4 部分组成。

3. 护理诊断的三部分陈述,P 代表_____,E 代表_____,S 为_____,常用于_____诊断。

4. 护理诊断一般按照_____、_____、_____顺序排列。

三、选择题

A 型题

1. 下列不属于护理诊断组成部分的是

A. 名称　　　　　　　B. 定义　　　　　　　C. 疾病名

D. 诊断依据　　　　　E. 病理生理因素

2. 护理诊断的相关因素中不包括

A. 治疗方面的因素　　B. 心理社会因素　　　C. 年龄因素

D. 家庭遗传因素　　　E. 环境因素

3. 护理诊断"营养失调:低于机体需要量,与患者长期慢性失血有关,表现为乏力,皮肤黏膜苍白",其中"营养失调"属于护理诊断的

A. 问题　　　　　　　B. 名称　　　　　　　C. 定义

D. 诊断依据　　　　　E. 相关因素

4. 呼吸系统最常见的护理诊断是

A. 气体交换受损　　　B. 低效型呼吸型态　　C. 清理呼吸道无效

D. 活动无耐力　　　　E. 焦虑

5. 护理诊断的构成不包括

A. 名称   B. 定义   C. 健康问题

    D. 诊断依据   E. 相关因素

6. 不能作为护理诊断依据的是

    A. 症状   B. 体征   C. 有关的病史

    D. 有关的推理   E. 存在的危险因素

7. 下列护理诊断不正确的是

    A. 语言沟通障碍：不能说话，与气管插管有关

    B. 有皮肤完整性受损的危险：与昏迷、大小便失禁有关

    C. 可能发生压疮：与高位截瘫有关

    D. 有自理能力缺陷的可能：与静脉点滴引起右臂功能障碍有关

    E. 有母乳喂养能力增强的潜力

8. 护理诊断的概念由谁首先提出的

    A. NANDA   B. Virginia   C. ANA

    D. Gordon   E. Maslow

9. 属于 NANDA 的人类反应型态分类的是

    A. 沟通   B. 排泄   C. 应对

    D. 自我概念   E. 应激耐受

10. 有关护理诊断的描述，错误的是

    A. 属于护理的职责范围

    B. 是护理程序的核心

    C. 是制定护理计划的基础

    D. 是对患者生理、心理等方面健康问题反应状态的临床判断

    E. 是对疾病生理病理变化的说明

11. 昏迷患者的护理诊断不包括

    A. 急性意识障碍   B. 有误吸的危险

    C. 有失用综合征的危险   D. 有皮肤完整性受损的危险

    E. 有感染的危险

12. "母乳喂养有效"的护理诊断类型是

    A. 现存的   B. 潜在的   C. 健康的

    D. 可能的   E. 可能发生的

13. 关于护理诊断的陈述，错误的是

    A. 问题 + 原因   B. 症状 + 原因   C. 问题 + 症状

    D. 问题 + 原因 + 症状   E. 问题 + 原因 + 体征

14. 健康的护理诊断可采用

    A. PE 方式陈述   B. P 方式陈述   C. SE 方式陈述

    D. PSE 方式陈述   E. SPE 方式陈述

15. 对护理诊断描述不妥的是

    A. 一个患者可以有数个护理诊断

    B. 一项护理诊断只针对一个护理问题

    C. 个体对健康问题的反应

D. 收集的资料作为诊断依据

E. 护士可以根据主观感觉判断患者的反应

16. 错误的护理诊断是

A. 失眠:与睡眠环境改变有关　　　　B. 疼痛:与心肌缺血缺氧有关

C. 压疮:与长期皮肤受压有关　　　　D. 语言沟通障碍:与气管插管有关

E. 潜在的并发症:心律失常

17. 不是护理诊断的有

A. 完全性尿失禁　　　B. 营养失调　　　C. 体液不足

D. 体温过高　　　E. 急性胃肠炎

18. 此次患病之前发生的有关健康问题的资料,属于

A. 主观资料　　　B. 客观资料　　　C. 既往资料

D. 目前资料　　　E. 基本资料

19. 属于主观资料的是

A. 体温38℃　　　B. 面色发绀　　　C. 腹部胀痛

D. 心动过速　　　E. 呼吸困难

20. 患者男性,28岁,因在高温环境下持续工作10小时,出现神志不清入院。查体:体温37.5℃,血压90/50mmHg,皮肤湿冷,脉搏细速,心率160次/分。肺(－)。护士首先考虑的护理诊断是

A. 有感染的危险　　　B. 清理呼吸道无效　　　C. 体液不足

D. 知识缺乏　　　E. 体温过高

21. 患者女性,70岁。慢性咳嗽咳痰10年,近4年来劳动时出现气短,近1周感冒后病情加重,咳脓痰且不易咳出。查体:体温36.6℃,神志清楚,桶状胸,双肺叩诊过清音,呼吸音低。门诊以慢性支气管炎合并慢性阻塞性肺气肿入院治疗。该患者目前最主要的护理诊断是

A. 体液过多　　　B. 有感染的危险　　　C. 清理呼吸道无效

D. 体温过高　　　E. 自理缺陷

22. 急性肾盂肾炎病人的护理诊断,哪项不可能

A. 紧张、焦虑　　　B. 舒适的改变　　　C. 体温过高

D. 缺乏本病防护知识　　　E. 潜在肾功能损害

23. 护士获取客观健康资料的主要途径是

A. 阅读病历及健康记录　　　B. 病人家属的陈述　　　C. 观察及体检获取

D. 患者的抚养人提供　　　E. 患者本人提供

24. 护理资料的主要来源是

A. 患者本人　　　B. 亲属　　　C. 邻居

D. 好友　　　E. 陪同者

X型题

25. 护理诊断的形成过程包括

A. 分析资料　　　B. 分析问题　　　C. 药物或手术治疗方案

D. 做出护理诊断　　　E. 病理分析

26. 属于间接来源的资料是

A. 家庭成员提供的资料   B. 患者的主诉

C. 病案记录   D. 实验室检查报告

E. 患者的体格检查结果

27. 确定护理诊断的顺序可以遵循的原则有

A. 人类基本需要层次学说   B. 患者感受

C. 中优问题   D. 首优问题

E. 先解决现存问题

28. 属于客观资料的是

A. 头痛 2 天   B. 感到恶心   C. 腹部压痛

D. 体温 39.7℃   E. 睡眠不好,多梦

四、问答题

1. 应如何确定护理诊断的优先顺序?

2. 对一位病人作出恰当的护理诊断,主观资料和客观资料何者更重要? 如何获取主、客观资料?

3. 患者,男性,19 岁,近 2 个月来轻度咳嗽、白色黏痰、内带血丝,午后低热,面颊潮红,疲乏无力,常有心悸、盗汗,较前消瘦。拍 X 线胸片发现右上肺第 1 肋部位有云雾状淡薄阴影,今晨突然咯血约 250ml,急诊来院。

(1)患者可能的医疗诊断是什么?

(2)你的诊断依据是什么?

(3)用二部分陈述法提出两个主要的护理诊断。

4. 患者,女性,31 岁,因咳嗽、呼吸困难 4 天入院。查体:血压 130/80mmHg,呼吸 31 次/分,脉搏 120 次/分。端坐体位,张口呼吸,大汗淋漓,口唇轻度发绀,两肺叩诊过清音,听诊两肺广泛哮鸣音伴呼气延长。心律整齐,心音正常,未闻及杂音。腹部未及异常,双下肢无水肿。患者 5 年前曾有短暂的类似发作,自行缓解,以后每年春季均有 1 次类似发作。问题:

(1)患者最可能医疗诊断是什么? 诊断依据是什么?

(2)写出 2 个主要的护理诊断及其依据。

(刘旭东)

第十章　护理病历书写

【学习精要】

一、本章考点

1. 护理病历的内容。
2. 护理记录单的格式。
3. 出院护理评估单的组成。

二、重点与难点解析

1. 护理病历　是由入院评估表(护理病历首页)、护理计划单、护理诊断项目表、护理病程记录、健康教育实施单、出院计划单组成。

2. 入院评估表　对新入院患者进行初步的护理评估,并通过评估找出患者的健康问题,确定护理诊断。

3. 住院评估表　为及时、全面掌握患者病情的动态变化,护士应对其分管患者视病情每班、每天或数天进行评估,评估内容可根据病种、病情不同而有所不同。

4. 护理计划单　护理人员对患者实施护理的具体方案,包括护理诊断、护理目标、护理措施和效果评价等。

5. 护理诊断项目表　通过对患者的评估,将护理诊断按主次顺序列于表上,出现新的护理诊断及时记录。

6. 护理记录单　是护士运用护理程序的方法为患者解决问题的记录,内容包括:护理诊断/问题,采取的护理措施及执行措施后的效果。

7. 健康教育计划　包括住院的健康教育计划和出院指导

(1)住院的健康教育计划:包括:①入院须知,病区环境介绍,医护人员概况;②疾病的诱发因素,发生与发展过程及心理因素对疾病的影响;③可采取的治疗方案;④有关检查的目的及注意事项;⑤饮食与活动的注意事项;⑥疾病预防及康复措施等。

(2)出院指导:对患者出院后的活动、饮食、带药、伤口护理、功能锻炼等方面进行指导,可采用讲解、示范、模拟、书面等方式。

【必会技能】

一、护理病历的书写规范

1. 内容要客观

2. 真实

3. 准确

4. 完整

5. 及时

6. 规范

7. 清晰

8. 用词精练

二、采用 PIO 书写护理记录格式

P 表示患者的健康问题,I 表示护理措施,O 表示护理效果。

三、护理病历书写评分表

护理病历书写评分表

护生姓名_____　　　　　班级_____　　　　学号_____

项目	具体内容	标准分	实得分
入院护理评估单	一般情况、健康史、日常生活及自理、身体评估、心理与社会、辅助检查	10	
住院患者护理评估单	呼吸、循环、意识、皮肤、口腔、排尿、排便、食欲、活动、日常生活、睡眠、心理健康知识	10	
护理计划单	护理诊断	10	
	护理目标	10	
	护理措施	10	
	效果评价	10	
护理记录单	P:患者健康问题	10	
	I:护理措施	10	
	O:护理效果	10	
健康教育单	健康教育计划	5	
	出院指导	5	
考核措施	通过 □	总得分	
	基本合格 □		
	不合格 □		

考核教师:

考核日期:

【护考训练】

一、名词解释

1. 入院评估　2. 护理记录单　3. 危重患者护理记录

二、填空

1. 书写护理病历要求内容要_____、_____、_____、_____,书写要_____、_____、_____、_____。

2. 入院评估记录在病人入院后_____小时内完成,抢救危重病人未能及时记录的,应在抢救结束后_____小时内据实补记。

3. 健康教育计划包括_____、_____、_____、_____、_____等方面的内容。

三、选择题

X 题型

1. 护理病历由以下哪些组成

    A. 护理病历首页   B. 护理计划单

    C. 护理病程记录   D. 护理诊断项目表

    E. 健康教育计划单及出院计划单

2. 一般护理记录要求

    A. 一级护理病人每天记录一次   B. 二级护理病人至少每周二次

    C. 三级护理病人至少每周三次   D. 病情发生变化时则应随时记录

    E. 特级护理半天记录一次

3. PIO 护理记录格式中,O 表示

    A. 相关症状   B. 相关因素   C. 护理措施

    D. 护理效果   E. 相关体征

4. 对患者进行健康教育时,可采取哪些方式

    A. 讲解   B. 倾听

    C. 模拟   D. 示范

    E. 提供书面或视听材料

（石卫红）

第十一章　模　拟　试　卷

一、名词解释(每题 2 分,共 10 分)

1. 现病史

2. 心悸

3. 毛细血管搏动征

4. 反跳痛

5. 蛋白尿

二、填空题(每空 0.5 分,共 10 分)

1. 既往史的主要内容有_____、_____、_____、_____、_____。

2. 上消化道出血时,若每日出血量达_____以上,粪便隐血试验可呈阳性;每日出血量超过_____时,出现黑便;若胃内积血达_____时,可引起呕血。

3. 脑膜刺激征包括_____、_____、_____。

4. 心肌梗死后,随着时间的推移,在心电图相应导联上可先后出现_____、_____、_____ 3 种类型图形;前壁心肌梗死时_____、_____、_____导联可出现梗死图形。

5. X 线检查方法分为:_____、_____、_____。

三、简答题(每题 4 分,共 8 分)

1. 简述常见热型的特点及临床意义。

2. 简述正常人支气管呼吸音、肺泡呼吸音的发生机制和听诊部位。

四、问答题(每题 6 分,共 12 分)

1. 如何区别第一心音与第二心音?

2. 试述听诊到异常肠鸣音的临床意义。

五、选择题(每题 1 分,共 60 分)

1. 健康史采集时不恰当的提问是
   A. 您哪儿不舒服
   B. 您什么时间开始起病的
   C. 什么情况疼痛加重
   D. 您的尿液是红色的吗
   E. 您发病后用过哪些药物

2. 下列护理诊断应列在首位的是
   A. 生活不能自理
   B. 气体交换受损
   C. 活动无耐力
   D. 有皮肤完整性受损的危险
   E. 排便异常:便秘

3. 患儿男性,3 岁,流涕 2 天,发热 1 天,今日在家中突然抽搐,意识不清,持续 4 分钟左右,颜面、口唇发绀。抽搐后处于昏睡状态,既往有类似发病史 2 次,来院途中又发作 1 次。身体评估:体温 39.6℃,脉搏 128 次/分,呼吸 30 次/分,昏睡,咽部充血,余未见异常,医疗诊断为上呼吸道感染、高热惊厥。目前该患儿护理诊断首要的是

    A. 体温过高　与感染有关　　　　　B. 有受伤的危险　与抽搐有关

    C. 有窒息的危险　与惊厥有关　　　D. 潜在并发症:脑水肿

    E. 恐惧　与对疾病的预后担忧有关

4. 护理评估的最终目的是

    A. 全面采集病人的资料　　　　　　B. 纠正医生不妥的诊断

    C. 解决病人的健康问题　　　　　　D. 取得病人的信任

    E. 结合病史做出医疗诊断

5. 最常见发热为

    A. 风湿性疾病　　　　　　　　　　B. 感染性发热

    C. 皮肤散热障碍　　　　　　　　　D. 自主神经功能紊乱

    E. 体温调节中枢功能失调

6. 咯粉红色泡沫样痰常见于

    A. 急性左心衰　　　B. 肺结核　　　C. 支气管扩张症

    D. 肺不张　　　　　E. 肺脓肿

7. 大咯血提示出血量每天至少在多少毫升以上

    A. 5ml　　　　　　B. 50ml　　　　C. 150ml

    D. 250ml　　　　　E. 500ml

8. 呼吸困难最常见病因是

    A. 呼吸系统疾病　　B. 循环系统疾病　C. 血液病

    D. 中毒　　　　　　E. 精神神经因素

9. 心力衰竭引起的发绀是

    A. 中心性发绀　　　B. 周围性发绀　C. 肺源性发绀

    D. 混合性发绀　　　E. 以上都不是

10. 心源性水肿常先出现在

    A. 身体低垂部位　　B. 眼睑　　　　C. 全身

    D. 腹腔　　　　　　E. 胸腔

11. 心悸伴心前区疼痛见于

    A. 冠心病　　　　　B. 贫血　　　　C. 甲状腺功能亢进症

    D. 高热　　　　　　E. 低血糖

12. 喷射性呕吐可见于

    A. 消化性溃疡　　　B. 急性阑尾炎　C. 颅内高压症

    D. 急性肝炎　　　　E. 胆囊炎

13. 患者徐某,女,53 岁,有风湿性关节炎病史,近两年出现心悸、气短,有左心衰竭症状,心脏听诊二尖瓣区有收缩期杂音,诊断为二尖瓣关闭不全。该患者超声检查可能出现的结果中不正确的是

    A. 二尖瓣回声增粗、反射增强

    B. 收缩期二尖瓣口对合欠佳

C. 二尖瓣口收缩期血流反流入左房

  D. 左房、左室扩大

  E. 舒张期二尖瓣前后叶不可能同向运动

14. 患者男,76 岁,长期卧床,肺段性肺炎反复发作,突然咳嗽、胸痛来诊。胸片示右上肺纹理稀疏、透亮度高,肺门形态欠自然。首选诊断是

  A. 气胸   B. 肺癌   C. 干性胸膜炎

  D. 心肌梗死   E. 肺栓塞

15. 胡先生,患肝硬化已 5 年,晚餐饮酒后突然大量呕血,伴神志恍惚、四肢厥冷、血压下降。该病人估计出血量约为

  A. 500ml   B. 600ml   C. 700ml

  D. 800ml   E. 1000ml 以上

16. 某患者,不能被唤醒,按压眼眶有痛苦表情,瞳孔对光反射存在,这种情况属于

  A. 嗜睡   B. 昏睡   C. 意识模糊

  D. 浅昏迷   E. 深昏迷

17. 女性,55 岁,患慢性乙肝 18 年,进食烧烤后突发呕血和黑便,此患者呕血的原因最可能是

  A. 胃癌出血   B. 胃溃疡出血

  C. 急性胃黏膜病变   D. 食管-胃底静脉曲张破裂出血

  E. 血小板过低引起出血

18. 患儿,男性,10 岁,突发阵发性剑突下钻顶样疼痛入院,发作时辗转不安,大汗淋漓,缓解后则如常人。体检:腹平软,剑突下轻压痛,无反跳痛,此患儿腹痛的原因可能是

  A. 急性胆囊炎   B. 急性胰腺炎   C. 胆道蛔虫症

  D. 尿路结石   E. 消化性溃疡

19. 患者,男性,35 岁,有"慢性乙肝"史多年,于今晨 6 时起解黑便 2 次,呈柏油样、糊状,约 500 克,上午 7 时,病人感恶心并呕吐咖啡色胃内容物 1 次,约 800ml,伴口干、心慌、乏力、出冷汗,拟"消化道出血"急诊入院。该患者呕血的原因最可能是

  A. 消化性溃疡   B. 食管-胃底静脉曲张破裂

  C. 胃癌   D. 急性糜烂出血性胃炎

  E. 肝癌

20. 患者男,12 岁学生,因发热,腹泻 2d 入院。患者于前天下午感全身不适,有发热,自测体温 37.8℃,并感左下腹痛,呈阵发性,且便后缓解。随即腹泻,开始 2 次均排稀便,无呕吐,以后每 2~3h 排便一次,均为黏液及血,量不多。平素体健,病前有饮生水史。该患者最可能的病因是

  A. 急性胃肠炎   B. 急性阑尾炎   C. 阿米巴痢疾

  D. 细菌性痢疾   E. 肠结核

21. 患者女性,34 岁,足底被钉子刺伤 10 天,张口困难,全身肌肉痉挛且有阵发性痉挛。体检:T 37.3℃、P 92 次/分、R 18 次/分、BP 110/70mmHg。神志清楚,苦笑面容,张口困难、颈项强直,时有全身痉挛发作而成角弓反张、屈肘伸膝姿态。该患者目前最主要的护理诊断是

  A. 有受伤的危险   B. 有窒息的危险

  C. 恐惧   D. 完全性尿失禁和(或)排便失禁

E. 个人/家庭应对无效

22. 患者女,32岁,左下腹痛伴黏液脓血便3年,每日排便3~5次,6天前腹痛、腹泻加重,每天7~10次,脓血便增多,伴里急后重。此患者属于哪种腹泻

    A. 分泌性腹泻   B. 渗透性腹泻   C. 吸收不良性腹泻

    D. 渗出性腹泻   E. 动力性腹泻

23. 患者男,36岁,因反复右上腹痛伴皮肤黄染而入院,B超提示胆道结石,此类黄疸的临床表现不包括

    A. 大便呈白色陶土样   B. 皮肤瘙痒   C. 心动过缓

    D. 皮肤呈暗黄色   E. 尿液呈酱油色

(24~25题共用题干)

某女,43岁,宴会后上腹剧烈疼痛,呕吐,服解痉药后仍疼痛不止。血压80/60mmHg,全腹肌紧张,压痛及反跳痛,肠鸣音消失。血白细胞12.7×10⁹/L,中性0.86,血淀粉酶320u/dl(苏氏法),血钙1.6mmol/L。腹透无膈下游离气体。

24. 最可能的诊断是

    A. 溃疡病急性穿孔   B. 急性胰腺炎   C. 胆石症

    D. 急性心肌梗死   E. 绞窄性肠梗阻

25. 该患者目前最主要的护理诊断是

    A. 疼痛:腹痛   B. 体温过高

    C. 营养失调:低于机体需要量   D. 有体液不足的危险

    E. 恐惧

26. 关于间接叩诊法的叙述,下列哪项是错误

    A. 左手中指第二指节紧贴于叩诊部位,其他手指稍微抬起

    B. 右手指自然弯曲,以中指指端垂直叩击左手中指第二指骨的中段

    C. 叩诊时应以腕关节与指掌关节的活动为主

    D. 叩击动作要灵活、短促、富有弹性

    E. 叩击后右手应立即抬起

27. 在病理情况下瞳孔大小可发生变化,哪一种情况不会引起瞳孔缩小

    A. 毛果芸香碱药物影响   B. 吗啡药物影响   C. 阿托品药物影响

    D. 毒蕈中毒   E. 有机磷农药中毒

28. 慌张步态是指起步后小步急速趋行,身体前倾,有难以止步之势,其见于

    A. 大骨节病   B. 酒精中毒   C. 震颤性麻痹

    D. 高血压心脏病   E. 下肢畸形

(29~31题共用题干)

患者,女性,35岁。因月经量增多、食欲减退4个月伴发热、咽痛、乏力1周入院,入院后诊断为急性淋巴细胞白血病。身体评估:T 39.8℃,P 120次/分,R 26次/分,BP 110/80mmHg。神志清楚,面色苍白,消瘦、卧床不起。咽红,扁桃体Ⅲ度肿大,全身多处皮肤瘀点、瘀斑,肝脾、淋巴结肿大。

29. 关于扁桃体Ⅲ度肿大的正确描述为

    A. 超过舌腭弓   B. 超过咽腭弓

    C. 超过舌腭弓不超过咽腭弓   D. 超过咽腭弓不超过腭垂

E. 超过腭垂

30. 下列哪种情况不会引起全身淋巴结肿大

    A. 传染性单核细胞增多症   B. 淋巴瘤

    C. 急性白血病   D. 急、慢性淋巴结炎

    E. 再生障碍性贫血

31. 关于癌症转移引起的淋巴结肿大的特点,下列哪项是错误的

    A. 质地坚硬   B. 表面可光滑或突起

    C. 与周围组织粘连   D. 有压痛

    E. 活动度好

(32~33 题共用题干)

患者,男性,75 岁。慢性咳嗽、咳痰 18 年,近两年来轻度活动就出现气短,近 2 日感冒后病情加重,咳黄脓痰,痰量增多。身体评估:T 38.2℃,P 110 次/分,R 28 次/分,BP 150/80mmHg。神志清楚,半卧位,呼吸急促,轻度紫绀,气管居中,桶状胸,叩诊过清音,两肺散在湿啰音。

32. 根据以上体征,患者可能的疾病为

    A. 自发性气胸   B. 肺不张   C. 支气管肺癌

    D. 阻塞性肺气肿   E. 胸腔积液

33. 护士为其静脉输液,突然患者呼吸极度困难,咳大量粉红色泡沫样痰液,此时肺部听诊可有

    A. 干啰音   B. 两肺散在湿啰音   C. 两肺满布湿啰音

    D. 异常支气管呼吸音   E. 肺泡呼吸音增强

(34~36 题共用题干)

患者,男,41 岁,劳力性呼吸困难 1 年余。身体评估:胸骨右缘第 2 肋间闻及舒张期杂音,且向心尖部传导。

34. 考虑患者为以下心脏疾病

    A. 二尖瓣狭窄   B. 二尖瓣关闭不全   C. 主动脉瓣狭窄

    D. 主动脉瓣关闭不全   E. 肺动脉瓣狭窄

35. 心脏相对浊音界可有以下改变

    A. 向左、右两侧扩大   B. 向左侧扩大   C. 呈梨形

    D. 呈靴形   E. 呈三角烧瓶形

36. 脉搏触诊,可表现为

    A. 水冲脉   B. 交替脉   C. 奇脉

    D. 短绌脉   E. 脉搏细速

(37~38 题共用题干)

某肝硬化患者,男性,40 岁,近日感腹胀、呼吸困难,B 超示大量腹水,腹壁静脉曲张。

37. 若患者腹部叩诊移动性浊音阳性,说明其腹水多少毫升以上

    A. 100ml   B. 200ml   C. 500ml

    D. 1000ml   E. 1500ml

38. 患者出现腹壁静脉曲张,其血流方向为

    A. 脐水平以上向下,脐水平以下向上

   B. 均向上

   C. 脐水平以上向上,脐水平以下向下

   D. 均向下

   E. 无规律

(39~40题共用题干)

男,30岁,患者因出差,旅途劳累,时觉中上腹胀痛不适,夜间上腹疼痛加剧,呈阵发性,伴恶心呕吐一次,今晨腹痛转移至右下腹,痛势剧烈,持续不减,无腹泻,伴恶心、纳差,轻度发热。血常规:白细胞 $15 \times 10^9/L$,中性粒细胞 86%,血红蛋白 135g/L,血小板 $198 \times 10^9/L$。初步诊断为"急性阑尾炎"。

39. 对患者进行腹部触诊,最常见的压痛点在

   A. A

   B. B

   C. C

   D. D

   E. E

40. 提示壁腹膜已有炎症累及的征象是

   A. 腹肌紧张　　　　　B. 腹部压痛　　　　　C. 腹部反跳痛

   D. 腹壁静脉曲张　　　E. 叩击痛

41. 痔疮出血的血便特点是

   A. 白陶土样便　　　　B. 黏液脓血便　　　　C. 血粪部分混合

   D. 便后有鲜血滴出　　E. 柏油样便

42. 匙状指最常见于

   A. 肝硬化　　　　　　B. 法洛四联症　　　　C. 大叶性肺炎

   D. 缺铁性贫血　　　　E. 慢性肺脓肿

43. 关于病理反射的描述,下列正确的是

   A. 1岁半以内的婴幼儿因锥体束尚未发育完善,不会出现病理反射

   B. 锥体束损害时,大脑失去了对脑干和脊髓的抑制功能而出现的异常反射

   C. 成人在正常时亦可出现病理反射

   D. 桡骨骨膜反射属于病理反射

   E. 跖反射属于病理反射

44. 患者,男性,55岁。左侧肢体无力逐渐加重5天入院,诊断为脑梗死。不可能出现的检查结果是

   A. 膝反射亢进　　　　B. Babinski征　　　　C. Gordon征

   D. Chaddock征　　　　E. 颈强直

45. 患者,男性,30岁。突发剧烈头痛,伴频繁呕吐,继之神志不清,护理体检:体温36.8℃,颈抵抗,肺无异常,肢体无偏瘫,考虑为

   A. 脑出血　　　　　　B. 脑血栓形成　　　　C. 脑肿瘤

   D. 蛛网膜下腔出血　　E. 脑栓塞

46. 护士应有的心理和行为中不包括

   A. 具有同情心和爱心　　　　　　　　　　B. 语言应用简练,具有鼓励性

C. 满足患者的一切需要　　　　　　D. 善于控制自己的情感

E. 具有协调各种人际关系的能力

47. 导致住院患者发生文化休克的原因是

A. 与家人分离　　　　　B. 缺乏沟通　　　　　C. 日常活动改变

D. 对疾病和治疗的恐惧　　E. 以上都是

48. 白细胞变化与急性感染预后的关系,下列说法不正确的是

A. 病情严重时嗜酸性粒细胞暂时上升

B. 未成熟中性粒细胞大量出现说明病情严重

C. 病情严重时中性粒细胞急剧增加或异常下降

D. 病情严重时单核细胞减少,结核时可增加

E. 恢复期淋巴细胞可增加或恢复正常

49. 男性,15 岁,头昏乏力,牙龈出血半年。体检:贫血貌,皮肤可见散在瘀点,肝、脾、淋巴结不肿大。疑为再生障碍性贫血。下列何项最有助于该病的诊断

A. 网织红细胞计数降低

B. 骨髓增生低下,造血细胞减少,非造血细胞增多

C. 正常细胞正常色素性贫血

D. 周围血全血细胞减少

E. 骨髓细胞培养集落生长能力降低

50. 尿深黄色,振荡时泡沫呈黄色,且有挂盆现象,可能为

A. 血红蛋白尿　　　　　　　　　　B. 服用呋喃唑酮、大黄等药物尿

C. 含铁血黄素尿　　　　　　　　　D. 黄疸尿

E. 本—周氏蛋白尿

51. 下列搭配哪项是错误的

A. 胆道阻塞患者可排白陶土样便　　　B. 米泔样便可见于霍乱、副霍乱患者

C. 急性肠炎时可排水样稀便　　　　　D. 上消化道出血时多为柏油样便

E. 婴幼儿痢疾时多为蛋花样便

52. 急性肾小球肾炎时,肾小球的滤过功能

A. 正常或增高　　　　　B. 正常或降低　　　　　C. 下降

D. 正常　　　　　　　　E. 增高

53. 有关甲胎蛋白论述中错误的是

A. 主要在胎儿肝脏中合成

B. 原发性肝癌患者血中明显增高

C. 恶性畸胎瘤患者羊水中增高

D. 健康成人肝细胞也大量合成

E. 慢性活动性肝炎患者血中也呈中度升高

54. 最有可能属于结核感染的脑脊液外观为

A. 无色清晰　　　　　　B. 乳白色混浊　　　　　C. 毛玻璃样混浊

D. 红色混浊　　　　　　E. 绿色混浊

55. 房性早搏与室性早搏的鉴别以下哪条最有意义

A. 提前出现的 QRS 波群宽大畸形

    B. 早搏的 QRS 波群前有无与之相关的 P 波

    C. 代偿间歇是否完全

    D. T 波是否与 QRS 波群主波方向相反

    E. 是否有器质性心脏病

56. 有一患者心电图表现为 P 波与 QRS 波群无固定关系,P-P 间期和 R-R 间期各自相等,心房率为 66 次/分,心室率为 44 次/分,QRS 波群形态基本正常,心电图诊断为

    A. 二度Ⅰ型房室传导阻滞　　　　　　　B. 二度Ⅱ型房室传导阻滞

    C. 三度房室传导阻滞　　　　　　　　　D. 一度房室传导阻滞

    E. 束支传导阻滞

57. 血红蛋白尿见于

    A. 缺铁性贫血　　　　　B. 肾结核　　　　　　C. 蚕豆病

    D. 血友病　　　　　　　E. 膀胱炎

58. 柏油样便是

    A. 上消化道大出血引起　　　　　　　　B. 下消化道大出血引起

    C. 阿米巴痢疾引起　　　　　　　　　　D. 消化道炎症所致

    E. 痔疮出血所致

59. 护士对患者进行评估时,不属于资料来源的选项是

    A. 患者　　　　　　　　B. 病历　　　　　　　C. 患者家属

    D. 护士的判断　　　　　E. 医务人员

60. PIO 护理记录格式中,I 表示

    A. 患者的健康问题　　　B. 护理效果　　　　　C. 护理措施

    D. 相关因素　　　　　　E. 症状与体征

护考训练选择题参考答案

第一章　绪　　论

1. D　　2. C

第二章　健康史的采集

1. B	2. C	3. C	4. B	5. D	6. D	7. A	8. B	9. E	10. D
11. C	12. D	13. B	14. A	15. A	16. B	17. C	18. D	19. D	20. C
21. A	22. B	23. D	24. D	25. B	26. ADE	27. ABCDE	28. ABC		
29. AC	30. ABCDE	31. ABCDE							

第三章　常见症状评估

第一节　常见症状评估一

1. A	2. E	3. A	4. A	5. C	6. B	7. A	8. D	9. A	10. E
11. A	12. A	13. B	14. C	15. C	16. A	17. B	18. A	19. D	20. A
21. AB	22. ABCD	23. ABCD	24. ABD	25. ABCD	26. ABD	27. ABC			
28. ABCD	29. ABCD	30. BCDE							

第二节　常见症状评估二

1. D	2. B	3. B	4. E	5. E	6. B	7. D	8. D	9. E	10. B
11. D	12. D	13. D	14. E	15. D	16. D	17. C	18. C	19. B	20. C
21. E	22. D	23. B	24. C	25. D	26. E	27. A	28. A	29. E	30. B
31. E	32. A	33. C	34. E	35. C	36. A	37. D	38. B	39. E	
40. ABCD	41. ABCD	42. ACE	43. ABCDE						

第四章　身体评估

第一节　身体评估的基本方法及注意事项

1. B	2. D	3. E	4. B	5. B	6. B	7. A	8. B	9. E	10. D

第二节　一般状态评估

1. A	2. B	3. D	4. E	5. B	6. D	7. D	8. D	9. B	10. C
11. E	12. C								

第三节　皮肤、浅表淋巴结评估

1. D　2. D　3. D　4. E　5. B　6. E　7. E　8. D　9. B　10. E
11. D　12. B　13. C　14. A　15. C　16. D

第四节　头部、面部和颈部评估

1. A　2. C　3. B　4. C　5. E　6. D　7. D　8. B　9. B　10. A
11. C

第五节　胸部评估

1. E　2. C　3. A　4. D　5. A　6. C　7. B　8. D　9. A　10. B
11. B　12. B　13. D　14. D　15. B　16. C　17. A　18. A　19. C　20. A
21. B　22. D　23. A　24. E　25. B　26. D　27. E　28. E　29. D　30. B
31. A　32. B　33. A　34. B　35. B　36. B　37. D　38. D　39. C　40. C
41. B　42. D　43. C　44. C　45. B　46. C　47. D　48. D　49. B　50. E

第六节　腹部评估

1. D　2. C　3. C　4. B　5. C　6. B　7. B　8. D　9. E　10. C
11. C　12. B　13. C　14. D　15. A　16. D　17. A　18. C　19. D　20. D
21. A　22. A　23. B　24. E　25. C

第七节　肛门、直肠和生殖器评估

1. B　2. C　3. A　4. D　5. C　6. A　7. B　8. AB

第八节　脊柱及四肢评估

1. C　2. A　3. B　4. D　5. C　6. B　7. C　8. E　9. B　10. D
11. C　12. C　13. C　14. A　15. E　16. ABCDE

第九节　神经系统评估

1. E　2. E　3. E　4. E　5. A　6. A　7. B　8. B　9. D　10. A
11. C　12. B　13. E　14. D　15. A　16. C　17. B　18. ABCDE　19. ABCD
20. BCD

第五章　心理与社会评估

1. C　2. D　3. D　4. C　5. C　6. D　7. D　8. E　9. E　10. E
11. B　12. E　13. A　14. D　15. ABCD　16. ABD　17. ABCD　18. ABDE

第六章　实验室检查

1. E　2. A　3. C　4. A　5. B　6. D　7. A　8. A　9. C　10. B
11. D　12. E　13. A　14. D　15. E　16. C　17. A　18. A　19. E　20. D
21. E　22. C　23. D　24. C　25. B　26. E　27. B　28. E　29. D　30. E
31. A　32. A　33. A　34. B　35. E　36. A

第七章　心电图检查

1. A	2. C	3. D	4. C	5. D	6. B	7. D	8. B	9. A	10. C
11. A	12. A	13. D	14. B	15. D	16. A	17. C	18. A	19. E	20. D
21. D	22. E	23. A	24. A	25. A	26. E	27. C	28. C	29. A	30. A
31. B	32. B	33. A	34. D	35. C	36. B	37. A	38. D	39. E	40. A
41. B	42. A	43. C	44. D	45. E	46. AB	47. ABCD		48. ABCD	
49. BD	50. ABC								

第八章　影像学检查

第一节　X线检查及计算机体层成像检查

1. A	2. A	3. E	4. A	5. A	6. E	7. C	8. C	9. ABCDE
10. ABCE	11. ABC	12. ACDE	13. ABD					

第二节　超声检查与核医学检查

1. B	2. C	3. A	4. A	5. D	6. B	7. C	8. D	9. D	10. E
11. B	12. A	13. E	14. C	15. D	16. AC	17. BCE		18. ABCD	
19. ABDE	20. ABCDE								

第九章　护理诊断

1. C	2. D	3. A	4. C	5. C	6. C	7. C	8. B	9. A	10. E
11. C	12. C	13. C	14. B	15. E	16. E	17. E	18. C	19. C	20. C
21. B	22. E	23. C	24. A	25. ACD	26. ACD		27. ADE		28. ACD

第十章　护理病历书写

1. ABCDE	2. BCD	3. D	4. ACDE

模拟试卷参考答案

一、名词解释

1. 是健康史的主体部分,为围绕主诉详细描述评估对象自患病以来健康问题发生、发展、演变和诊治、护理的全过程。

2. 指患者自觉心跳或心慌,常伴有心前区不适感。

3. 用手指轻压被评估者的指甲末端,或以清洁玻片轻压其口唇黏膜,见到受压部分的边缘有红、白交替节律性搏动现象,即为毛细血管搏动征。

4. 评估者手徐徐压迫腹痛部位,手指在该处稍停片刻,使压痛感觉趋于稳定后,将手迅速抬起,此时患者感到腹痛加剧,并伴痛苦表情或呻吟,称为反跳痛。

5. 尿蛋白定性试验阳性或定量 >150mg/24h 时,称为蛋白尿。

二、填空题

1. 既往健康状况、既往患病史、预防接种史、手术外伤史、过敏史。

2. 5ml、50 ~ 70ml、250 ~ 300ml。

3. 颈强直、Kernig 征、Brudzinski 征

4. 缺血、损伤、坏死、$V_4 \sim V_6$、I、aVL

5. 普通检查、特殊检查、造影检查

三、简答题

1.(1)稽留热:体温恒定地维持在 39 ~ 40℃以上,达数天或数周。24 小时内体温波动范围不超过 1℃。常见于大叶性肺炎、伤寒高热期。

(2)弛张热:体温常在 39℃以上,波动幅度大,24 小时内波动范围超过 2℃,但都在正常水平以上。常见于败血症、化脓性炎症等。

(3)间歇热:体温骤升达高峰后持续数小时,又迅速降低至正常水平,无热期(间歇期)可持续 1 天至数天,如此高热期与无热期反复交替出现。见于疟疾、急性肾盂肾炎、败血症等。

(4)波状热:体温逐渐上升达到 39℃或以上,数天后又逐渐下降至正常水平,持续数天后又逐渐升高,如此反复多次。常见于布鲁杆菌病。

(5)回归热:体温急骤上升至 39℃或以上,持续数天后又骤然下降至正常水平。高热期与无热期各持续若干天后规律性交替一次,见于回归热、霍奇金病等。

(6)不规则热:发热的体温曲线无一定规律,见于结核病、风湿热等。

2. 正常人支气管呼吸音、肺泡呼吸音的产生机制和听诊部位:①支气管呼吸音:为吸入的空气在声门、气管或主支气管形成湍流所产生的声音,颇似抬舌后呼气时发出的"哈"音,音响强而调高。听诊部位在喉部、胸骨上窝、背部第 6、7 颈椎及第 1、2 胸椎附近。②肺泡呼

吸音:是由于空气在细支气管和肺泡内进出时,引起肺泡弹性的变化和气流的振动所形成的声音。在大部分肺野内均可听及。

四、问答题

1. (1)S_1 音调较低(55~58Hz),S_2 音调较高(62Hz)。

(2)S_1 强度较响,S_2 强度较 S_1 为低。

(3)S_1 性质较钝,S_2 性质较 S_1 清脆。

(4)S_1 历时较长(持续约0.1s),S_2 历时较短(0.08s)。

(5)S_1 与心尖搏动同时出现,S_2 在心尖搏动之后出现。

(6)S_1 在心尖部听诊最清晰,S_2 在心底部听诊最清楚。

2. (1)肠鸣音增强:肠鸣音达每分钟10次以上,但音调不特别高亢,称肠鸣音活跃,见于急性胃肠炎、服泻药后或胃肠道大出血等;如次数多且肠鸣音响亮、音调高亢,甚至呈叮当声或金属声,称肠鸣音亢进,见于机械性肠梗阻。

(2)肠鸣音减弱:肠鸣音明显少于正常,或数分钟才听到1次,称肠鸣音减弱,见于便秘、腹膜炎、低血钾、胃肠动力低下等。

(3)肠鸣音消失:持续听诊2分钟以上未听到肠鸣音,用手指轻叩或搔弹腹部仍无肠鸣音,称为肠鸣音消失,见于急性腹膜炎或麻痹性肠梗阻等。

五、选择题

1. D	2. B	3. C.	4. C	5. A	6. A	7. E	8. A	9. D	10. A
11. A	12. C	13. E	14. E	15. E	16. D	17. D	18. C	19. B	20. D
21. A	22. D	23. E	24. B	25. A	26. B	27. C	28. C	29. E	30. E
31. E	32. D	33. C	34. D	35. D	36. A	37. D	38. C	39. C	40. C
41. D	42. A	43. B	44. E	45. D	46. C	47. E	48. A	49. B	50. D
51. E	52. C	53. D	54. C	55. A	56. C	57. C	58. A	59. D	60. C

57检